Elisabeth Lukas

Wolken vor der Sonne?

AF543833

Elisabeth Lukas

Wolken vor der Sonne?

Was bei Depressionen hilft

Butzon & Bercker

Bibliografische Information der Deutschen Nationalbibliothek
Die Deutsche Nationalbibliothek verzeichnet diese Publikation in der Deutschen Nationalbibliografie; detaillierte bibliografische Daten sind im Internet über http://dnb.d-nb.de abrufbar.

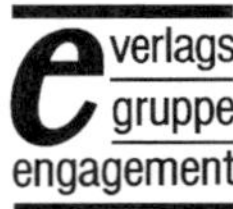

Das Gesamtprogramm von Butzon & Bercker finden Sie im Internet unter www.bube.de

ISBN 978-3-7666-2886-2

2. Auflage 2022

© 2021 Butzon & Bercker GmbH, Hoogeweg 100, 47623 Kevelaer, Deutschland, www.bube.de
Alle Rechte vorbehalten.
Umschlagmotiv: © kore kei – stock.adobe.com
Umschlaggestaltung: Werner Dennesen, Weeze
Satz: SATZstudio Josef Pieper, Bedburg-Hau
Druck: Friedrich Pustet, Regensburg
Printed in Germany

Inhalt

Teil 1:
Kleines 1 x 1 der Depressionen

Teil 2:
Hinführung zu einem erfüllten Leben

Teil 1:
Kleines 1 x 1
der Depressionen

Die Logotherapie von Viktor E. Frankl

Viktor E. Frankl, der von 1905 bis 1997 in Wien gelebt hat, war einer der genialsten Wissenschaftler des vorigen Jahrhunderts. Er war Neurologe, Psychiater, Philosoph und ein exzellenter Kenner der menschlichen Seele in all ihren Spielarten, den gesunden wie den kranken. Mit der von ihm entwickelten „Logotherapie" hat er eine Psychotherapieform geschaffen, die seinesgleichen im Reigen der zahlreichen Therapieschulen der Gegenwart sucht. Sie ist nicht nur in höchstem Maße effizient und rückfallresistent. Sie zeichnet sich auch durch ein ungemein würdiges Menschenbild und eine enorme Hochachtung vor jeder Person aus, egal, in welchem physischen oder psychischen Zustand sich diese befinden mag. Frankls Werk ist mit insgesamt 29 Ehrendoktoraten, die ihm verliehen worden sind, international geehrt worden und erfreut sich bei den Fachleuten zunehmender Beliebtheit. Heute, mehr als 20 Jahre nach Frankls Tod, ist es aktueller denn je.

Seit dem Beginn meiner beruflichen Laufbahn als Psychologin und Psychotherapeutin Anfang der 1970er-Jahre war es mir ein Anliegen, zur Verbreitung der Logotherapie im deutschsprachigen Raum beizutragen. In den USA hat Joseph Fabry, ein enger Vertrauter Frankls, mitgeholfen, das Franklsche Gedankengut publik zu machen. Allerdings kannte die Mehrheit der Amerikaner längst Frankls Buch „Man's Search for Meaning", das in Millionenauflage erschienen ist. Es hat Tausenden von verzweifelten Menschen wieder Mut zum Leben gemacht. Inzwischen haben 21 Weltkongresse für Logotherapie mit Teilnehmerinnen und Teilnehmern aus Dutzenden

Ländern und allen fünf Erdteilen in den USA getagt. Ihr Fazit war: Die Probleme der Zeit und der Völker werden nicht weniger, sondern mehr und warten auf sinnvolle Lösungen. Auf der Suche danach erweist sich das geistige Erbe Frankls als erstaunlich nützlich und in den verschiedensten Lebens- und Arbeitsbereichen anwendbar.

Aufgrund meiner langjährigen Erfahrung bin ich gebeten worden, nach einer fünfteiligen Vorlesungsserie eine Art Kurzkompendium zu erstellen, das interessierten Leserinnen und Lesern einen *Ersteinblick in die Psychotherapie des Depressionsleidens* gewähren soll. Diese Idee ist nicht neu. Schon in den Jahren 1951 bis 1955 hat Frankl im Österreichischen Rundfunk Vorträge unter dem Titel „Psychotherapie für den Laien“ gehalten, die später im Herder Verlag veröffentlicht worden sind. Das war damals ein Pionierprojekt, denn die Psychotherapie war den Fachärzten allein vorbehalten und auf seriöse Weise noch kaum an ein breites Publikum herangetragen worden. Erst allmählich hat ein Umdenken stattgefunden, und es ist üblich geworden, wissenschaftliche Themen allgemeinverständlich anzubieten, um den Bildungsgrad in der Bevölkerung anzuheben. In diesem Kontext möchte ich auch mein Kurzkompendium verstanden wissen. Es ist kein Crashkurs in Psychotherapie und kein Ersatz für eine intensive Auseinandersetzung mit den verschiedenen Krankheitsausprägungen der Depression, sondern eine Informationsplattform für alle, die einen kleinen Überblick über diese Menschheitsgeißel und ihre Bewältigungsmöglichkeiten gewinnen wollen.

Dementsprechend werde ich mich bemühen, Schritt für Schritt zu einem solchen Überblick hinzugeleiten. Als ehemalige Schülerin von Frankl werde ich dabei die logotherapeutischen Aspekte betonen – und dies soll die erste Information für meine Leserschaft sein, nämlich dass es innerhalb der Psychotherapie unterschiedliche Denkansätze gibt, die teilweise einander sogar widersprechen. Nur wenige davon haben sich durchgesetzt und sind von den Gesundheitsbehörden akzeptiert worden, wohingegen die anderen quasi ein exotisches Dasein führen. Das heißt, sie sind nicht direkt misskreditiert, werden aber auch nicht propagiert. Die Logotherapie nimmt eine Sonderstellung ein. Sie ist in manchen Ländern staatlich anerkannt, zum Beispiel in Österreich, und wird von vielen universitären Einrichtungen hoch geschätzt (u. a. vom Psychotherapie-Institut an der Universität Moskau, wo regelmäßige Lehrgänge in Logotherapie stattfinden). Sie noch fester ins Gesundheitssystem der Nationen einzubinden, wird eine Aufgabe der nächsten Jahrzehnte sein.

Indikation einer psychotherapeutischen Behandlung

Beginnen wir mit einer grundsätzlichen Feststellung: *Nicht jeder Mensch, der Probleme hat, braucht eine psychotherapeutische Behandlung.* Wir hätten gar nicht genug Fachkräfte dafür, und es wäre auch ein törichtes Unterfangen, denn Probleme und Schwierigkeiten gehören zu einem ganz normalen Leben dazu. Nicht nur das. Immer schon waren es im Laufe der Evolution die Hürden und Hindernisse, die Fortschritte eingeleitet haben. Jede Lösung eines Problems, die sich bewährt hat, hat den

Entwicklungsstand der Lebewesen vergrößert und ihnen neue Chancen eröffnet. Wir besäßen zum Beispiel keine Augen, wenn es nicht in Urzeiten ein Orientierungsproblem gegeben hätte, das durch die Erfindung der Sehkraft behoben worden ist. Das bedeutet, dass die Natur ihren Lebewesen (und auch uns Menschen) das Potential mitgegeben hat, mit Problemen fertigzuwerden und im Zuge dessen Veränderungen und Innovationen hervorzubringen. Gerade wir Menschen sind diesbezüglich hervorragend ausgerüstet. Und räumt man einem Menschen sämtliche Stolpersteine aus dem Weg, tut man ihm damit keinen Gefallen. Denn dann büßt er peu à peu seine Problembewältigungskapazität ein, wie man von verweichlichten und verwöhnten Personen weiß. In der Psychotherapie gibt es dafür den Ausdruck „erlernte Hilflosigkeit", was bedeutet, dass sich jemand total hilflos anstellt, weil er verlernt oder nie gelernt hat, sich selbst zu helfen.

Um es auf den Punkt zu bringen: Man soll sich durchaus an eine konstruktive Lösung seiner Probleme heranwagen und darauf vertrauen, dass sie auch gelingen wird. Und man soll in all den Rückschlägen, Enttäuschungen und Ärgernissen des Lebens nicht nur Belastungen sehen, sondern sie als Herausforderungen verstehen, an denen man seine Kräfte messen und im besten Fall erstarken kann. Freilich kann man auch angesichts herber Schicksalsschläge und massiver Einschnitte seelisch-körperlich einknicken. Dennoch überrascht es, wie oft der erwähnte „beste Fall" eintritt, indem Menschen an Tapferkeit, Souveränität oder Gelassenheit zulegen, nachdem sie Schweres durchgemacht und überwunden haben.

Frankl selbst war ein gutes Beispiel dafür. Er hat im Zweiten Weltkrieg fast seine gesamte Familie verloren, war in vier verschiedenen Konzentrationslagern interniert und zum Kriegsende nur noch ein Bündel Elend. Trotzdem hat er die Kraft gefunden, wieder eine glänzende Laufbahn als Arzt und Wissenschaftler aufzubauen. Dabei wurde es zu seinem besonderen Anliegen, leidenden und traurigen Menschen philosophischen und psychologischen Beistand zu spenden. Die in den schmerzlichsten Stunden seines Lebens gesammelten Erkenntnisse wollte er für andere fruchtbar machen, was wohl sein größtes Verdienst war.

Kommen wir jetzt zu der Frage, wann bei jemandem eine psychotherapeutische Intervention angebracht und notwendig ist. Nun, aus dem Gesagten wird zweierlei offenbar: Hilfe benötigt erstens jemand, der nicht mehr in der Lage ist, mit den Problemen seines Lebens zurande zu kommen. Aber auch zweitens jemand, der sich *einfach nicht zutraut*, für die Probleme seines Lebens Lösungen zu erarbeiten. Ich sagte ja, dass wir reichlich mit Selbstheilkräften ausgerüstet sind. Scharen von Menschen etwa sind ähnlich wie Frankl nach dem Krieg wieder auf die Beine gekommen, und das ganz ohne Unterstützung durch einen Traumatologen oder Fachexperten. Nur: Wenn sich jemand nichts desgleichen zutraut, wenn er nicht daran glaubt, seines Lebens jemals wieder froh zu werden, und wenn er meint, unter dem Druck seiner Lasten zusammenbrechen zu müssen, dann stellt auch sein Organismus die Energielieferungen ein. In der Panik, Resignation oder vermeintlichen Hoffnungslosigkeit versickern alle Reserve- und Restkräfte, die noch vorhanden wären. Wer sich selbst aufgibt, gibt stets ein Stück seiner Zukunft auf.

Zusammenfassend kann man deshalb sagen, dass der Einsatz von Psychotherapie eine doppelte Indikation hat: Erstens:

Da, wo es Patientinnen und Patienten an Ressourcen mangelt, hat sie kompensatorische Hilfen zu gewähren, um deren Defizite zu überbrücken und möglichst auszugleichen. Zweitens: Da, wo es Patientinnen und Patienten am Vertrauen in ihre Ressourcen mangelt, hat sie ein solches zu fördern und sie im Gebrauch ihrer Ressourcen zu trainieren.

Über den Daumen gepeilt könnte man in alter Nomenklatur sagen: Zur ersten Gruppe gehören eher Patienten mit psychotischen Symptomen und zur zweiten Gruppe eher Patienten mit neurotischen Symptomen. Die Depressionsanfälligkeit aber lauert in beiden Gruppen, wovon noch zu reden sein wird.

Ich wiederhole: Probleme gehören zu einem ganz normalen Leben dazu. Wir tragen die Fähigkeit, sie zu bewältigen, in uns. Diese Fähigkeit kann krankheitsbedingt eingeschränkt und unter Umständen partiell ausgefallen sein. Sie kann auch uneingeschränkt vorhanden sein, aber wegen Ängsten und fehlendem Selbstvertrauen ungenützt brachliegen. Beides führt dazu, dass die Probleme wuchern und überhandnehmen, und dass es uns kontinuierlich schlechter geht. In diesem Fall sollten wir nicht zögern, professionelle Hilfe in Anspruch zu nehmen. *Und es kann uns geholfen werden.* Die Psychotherapie ist zwar eine junge Disziplin, die schon einige Irrwege beschritten hat, aber inzwischen besitzt sie ein umfassendes Repertoire an wirksamen Methoden.

Bevor wir uns diese näher anschauen, möchte ich eines hinzufügen. Es ist Frankl zu verdanken, *dass noch ein dritter Indikationsbereich der Psychotherapie erkannt worden ist.* Nämlich dort, wo es Patientinnen und Patienten weder an Ressourcen noch an Selbstvertrauen mangelt, sondern an einem *Sinnmotiv*, ihre Ressourcen auf kreative Weise zu mobilisieren ... diesmal nicht, um eigene Probleme zu lösen, sondern um die Not in der Welt zu lindern. Um das nachvollziehen zu können, müssen wir ein bisschen ausholen und uns Gedanken über das sehr komplexe Wesen „Mensch" machen.

Was macht den Menschen zum Menschen?

Dass wir von den Urzellen, die sich im Molekülgebräu der Urozeane unseres Planeten gebildet haben, abstammen, ist unbestritten. Es hat allerdings Milliarden Jahre gedauert, bis die belebte Materie imstande gewesen ist, psychische Prozesse in Gang zu setzen. Und das auch nur in ausgewähltem Maße. Die gesamte Vegetation der Erde ist bis auf den heutigen Tag davon ausgeklammert. Es ist also erstaunlich genug, dass sich Nervenkerne und Nervenbahnen zusammengeschlossen haben, die Wahrnehmungen, Gedächtnis, Triebe, Gefühle bis hin zu Denkakten ermöglichen konnten. Die immer vielfältiger entstandenen Tierarten profitierten davon.

Die nächste Superleistung der Natur war es, den Boden für menschliches Bewusstsein vorzubereiten. Würde man die bisherige Zeitspanne der Existenz von Leben auf der Erde in ein Jahr pressen, so wären es gerade drei Sekunden, seitdem es so etwas wie Bewusstsein gibt – das haben die Evolutionstheoretiker ermittelt. Die physiologische Voraussetzung für Bewusstsein ist bekanntlich eine hoch entwickelte, intakte Hirnrinde.

Sie ist ein Wunderwerk für sich, denn sie erlaubt uns über die psychischen Prozesse hinaus auch geistige Prozesse – *das Spezifikum des Menschen.*

Im Folgenden wollen wir uns diesem Spezifikum des Menschen zuwenden. Frankl war der erste Psychiater, der die Frage aufgeworfen hat, was denn überhaupt spezifisch human ist, was gleichsam die Identitätskarte der Gattung „Mensch" – im Unterschied zum Tier – darstellt. Würde man diesbezüglich eine Meinungsumfrage starten, würde man wahrscheinlich als häufigste Antwort Hinweise auf die menschliche Intelligenz einsammeln. Das zeigt sich auch daran, dass alle Spekulationen über „außerirdische Brüder und Schwestern im All" die Umschreibung „intelligente Wesen" benützen. In der Annahme, dass solche Wesen ganz anders als wir beschaffen sein könnten, aber uns Menschen eben dann ebenbürtig wären, wenn sie intelligent wären.

Bei präziser Betrachtung der Sachlage ist dagegen einzuwenden, dass intelligente Vorgänge bis zu einem gewissen Grad auch bei manchen Tierarten beobachtbar sind. Pferde- oder Hundeliebhaber werden dem sofort zustimmen. Wollen wir jedoch etwas spezifisch Humanes herausfiltern, dann muss es sich um etwas handeln, das uns von den übrigen Kreaturen nicht bloß graduell, sondern *prinzipiell* unterscheidet, und das ist die Intelligenz nicht. Bei diesen Überlegungen bringt uns das Anknüpfen am Bewusstsein weiter als das Anknüpfen am Denken. Das Heraufdämmern des Bewusstseins hat nämlich dazu geführt, dass *das Ich* in die Welt kam, und mit ihm gleichzeitig sein Pendant: *das Du.*

Pflanzen und Tiere sind sozusagen eingebettet in die Welt, sie sind ein Stück Welt und treten bewusstseinsmäßig aus der

Welt nicht heraus. Eine Biene zum Beispiel, die von Blume zu Blume fliegt, um Honigtröpfchen zu holen, denkt sich nicht: „Ich bin eine Biene. Und du bist eine Blume. Und ich – Biene – besuche dich – Blume." Sie fliegt einfach, ihrem genetischen Programm folgend und dem Gesamterscheinungsbild „Blumenwiese" zugehörig. Die Biene ist ihrer Umgebung verhaftet, gleichsam mit ihr verschmolzen.

Bei höheren Tierarten, zum Beispiel Affen, sind Vorstufen eines Ichbewusstseins vermutbar. Charakteristisch aber ist es in seiner klaren, ausgereiften Form für den Menschen. Dennoch brauchen selbst neugeborene Menschenkinder eine Weile, bis sich ihr Ichbewusstsein entfaltet und sie begreifen: „Hier bin ich – und dort bist du, Mutter oder Vater oder Spielzeug ..." Erst allmählich nimmt für sie dieses Ich Gestalt an, tritt heraus aus seiner Umgebung, verdichtet sich zu einer eigenen Einheit, die sich vom Rest der Welt abgrenzt, die Eigenständigkeit und sogar Eigenwilligkeit besitzt, und die zwar an einen Organismus gebunden ist, aber gleichzeitig mehr und andersartig als dieser Organismus ist.

Hier gelangen wir an die Schnittstelle des spezifisch Humanen. Denn war es schon ein gewaltiger Entwicklungsschritt bis hin zu einem Ichbewusstsein, so erhebt sich in einem weiteren gewaltigen Schritt aus dem Ichbewusstsein heraus *das Selbstverständnis der Person*. Diesen Schritt kann kein Tier mehr nachvollziehen. Das „Eine-geistige-Person-Sein" ist es, das den Menschen zum Menschen macht, wie Frankl es formuliert hat. Was heißt das genau?

Am besten lässt es sich erklären anhand der beiden enormen Kompetenzen, die der Mensch durch sein Geistiges-Person-Sein gewonnen hat: Erstens *die Fähigkeit zur Selbstdistan-*

zierung und zweitens *die Fähigkeit zur Selbsttranszendenz.* Ein paar Erläuterungen dazu:

Zwei spezifisch humane Fähigkeiten

Nicht nur kann das Ich zu einem Du Stellung nehmen, nein, es kommt noch mehr. Die geistige Person, die jemand ist, *kann auch noch zu ihrem eigenen Ich Stellung nehmen.* Das hat es vor dem Auftauchen des spezifisch Humanen niemals gegeben! Bereits ein Kind lernt zu differenzieren, und zwar nicht nur z. B.: „Hier bin ich, und ich möchte herumtollen; und dort bist du, Mutter, und du möchtest, dass ich mich ins Bett lege, weil es Abend ist." Nein, es lernt alsbald auch: „Hier bin ich, und ich möchte gerne herumtollen – trotzdem entscheide ich als Person, zu Bett zu gehen, um der Mutter eine Freude zu machen." Das Kind als Person distanziert sich von sich selbst als quirliges Ich und verfügt per Entscheidungsmacht über dieses Ich.

Freilich wird bei solchen Vorgängen vieles mitmischen: die Autorität der Mutter, die beginnende Müdigkeit des Kindes etc., aber das Prinzip ist eröffnet. Der Mensch kann mit sich selbst umgehen und auf sich selbst einwirken, und das kann er einzig deshalb, weil es ihm möglich ist, als Person von seinem Ich abzurücken, sich geistig in Distanz dazu zu begeben und aus dieser Distanz heraus sein Ich zu betrachten und zu lenken. Merken wir uns diese Selbstdistanzierungsfähigkeit als ein Attribut des spezifisch Humanen.

Dazu gesellt sich die menschliche Fähigkeit zur Selbsttranszendenz, wie sie Frankl eindrücklich beschrieben hat. Sie gestattet es, dass die geistige Person, die jemand ist, *die Interessen ihres Ichs übersteigen, eben transzendieren kann.* Am Beispiel des Kindes klingt diese Fähigkeit in Ansätzen bereits an. Ein Verzicht auf das Herumtollen, der Mutter zuliebe, ist ein selbsttranszendenter Akt.

Wiederum werden die Motive gemischt und nicht rein selbstlos sein, aber gerade in einem guten familiären Klima gedeiht die Fähigkeit zur Selbsttranszendenz prächtig. Die jungen Menschen wachsen in die Erkenntnis hinein, dass die eigene Bedürfnisstillung nicht die oberste Priorität hat, sondern dass die Bedürftigkeit der Um- und Mitwelt stets mit zu berücksichtigen ist und dass es Wichtiges und Bedeutsames außerhalb der eigenen Wunschliste gibt. Der Mensch kann sich für etwas begeistern und engagieren, was nicht wieder nur er selbst ist bzw. seinem Selbst dient. Er kann sich für Kultur, Technik, Natur oder Mitmenschen interessieren und einsetzen, ohne davon primär irgendeinen Profit zu erwarten, sondern um der Werte willen, die er geistig erschaut und damit verbindet.

Es ist nicht gesagt, dass unsere Fähigkeiten zur Selbstdistanzierung und zur Selbsttranszendenz immer zum Zuge kommen oder kommen sollten. Niemandem ist abverlangt, sein Ich und dessen Bedürfnisse zu ignorieren. Was hier festgehalten werden soll, ist lediglich der anthropologische Befund, dass erstens dem Menschen eine Freiheit des Willens eignet, die sogar eine Nuance Freiheit vom Ich inkludiert, und zweitens ein Zugang zu Sinn und Werten aufgesperrt ist, die jenseits bloßer Ichbezogenheit liegen. Die spezifisch humane Dimension, die jedem Menschen die Würde der Person verleiht (und die Frankl die „geistige Dimension“ nannte), äußert sich also darin, dass wir – poetisch formuliert – eingeladen sind, Mitschöpfer zu sein ... von uns selbst und von der uns umgebenden Welt.

Jetzt verstehen wir auch, warum der dritte Indikationsbereich der Psychotherapie für jene Patientinnen und Patienten reserviert ist, die sich ihrem Mitschöpfungsauftrag verweigern, obwohl sie die Ressourcen dazu hätten. Sie leben ihr Leben nicht zur Fülle. Und das bedrückt sie.

Das Spektrum seelischer Erkrankungen

Ich habe dieses dreidimensionale, nämlich körperlich-psychisch-geistige Bild vom Menschen gezeichnet, weil das Spektrum seelischer Erkrankungen alle drei Dimensionen tangiert. Der Begriff „Dimension" ist von Frankl klug gewählt. Die drei Raumdimensionen Länge, Breite und Höhe durchdringen einander vollkommen. Sie treffen in jedem Punkt des Raums aufeinander; und analog treffen sich die körperliche, psychische und geistige Dimension in jedem Winkel unseres Daseins.

Nehmen wir ein simples Beispiel: Jemand ist stark erkältet mit Husten und Schnupfen. Der Infekt sitzt in der körperlichen Ebene. Aber er wirkt sich auch psychisch aus, denn der Betreffende ist verlangsamt, unkonzentriert und eher schlecht gelaunt. Auch die geistige Ebene ist davon berührt. Aber nicht so zwangsläufig wie die Psyche, die mit der Physis automatisch mitschwingt. Geistig kann die Person ihre Erkältung zum Vorwand nehmen, um bei der Arbeit zu schlampen und sich rüpelhaft zu benehmen. Geistig kann die Person ebenso gut ihrer miserablen Verfassung ein bisschen trotzen und sich dennoch um solide Arbeit bemühen. Geistig kann die Person entscheiden, in Gleichgültigkeit ihre Kollegen anzuhusten oder alles zu tun, um sie nicht anzustecken. Wir sehen, das kleine Quäntchen Freiheit dank der Selbstdistanzierungsfähigkeit ist noch da. Und auch die Fähigkeit zur Selbsttranszendenz kann sich entlang des Wertes der Arbeit oder der Kollegen entlangtasten.

Prägen wir uns in diesem Zusammenhang zwei Fachausdrücke aus der Logotherapie ein. Zwischen der körperlichen und der psychischen Ebene herrscht ein „psychophysischer Parallelismus". Je besser wir körperlich drauf sind, desto besser sind wir psychisch drauf, und umgekehrt. Zwischen der psychischen und der geistigen Ebene ist die Beziehung hingegen gelockert. Es gibt psychisches Wohlergehen und dennoch geistige Niedergeschlagenheit. Es gibt psychische Qualen und dennoch geistiges Heldentum. Frankl verwendete dafür den Fachausdruck „noo-psychischer Antagonismus", wobei er die Silbe „noo" dem griechischen Wort „nous" entlehnte, was „Geist" bedeutet. Das Wort „Antagonismus" legt dar, dass wir als Person unser eigener Gegenspieler sein können.

Beim Beispiel der Erkältung liegt der Schwerpunkt der Erkrankung im körperlichen Bereich. Auch seelische Erkrankungen können ihren Schwerpunkt im körperlichen Bereich haben, was vor allem bei den Psychosen der Fall ist. Nur ist dann ihre Auswirkung auf den psychischen Bereich gigantisch gesteigert. Es kommt zu Irritationen bei den Kognitionen und Emotionen, es kommt zu Realitätsverkennungen, Wahnvorstellungen und völlig unpassenden Gefühlsausbrüchen oder Gefühlsblockaden wie bei den schweren Melancholien. Das alles engt auch den geistigen Spielraum ein.

Hier möchte ich festhalten, dass körperliche Fehlkoordinationen oder Ausfälle speziell in den kortikalen und neuronalen Strukturen dem noo-psychischen Antagonismus wesentlich engere Grenzen ziehen, als es psychische Deformationen tun. Zwar kann auch ein extrem starkes Entsetzen geistige Prozesse für kurze Zeit außer Kraft setzen – man denke nur an Feuer im Kino und ähnliche furchterregende Situationen, in denen Menschen plötzlich wie wilde Tiere reagieren. Oder an Affekthandlungen aus irrsinniger Wut heraus, mit katastrophalen Folgen. Dennoch sind es hauptsächlich körperliche Defizite wie Debilität, Demenz, Alzheimer-Erkrankung oder schwere Läsionen im Gehirn, die der geistigen Person ihr schöpferisches Potential rauben, ihre Selbstdistanzierungsfähigkeit untergraben und sie quasi unsichtbar werden lassen hinter ihrem vordergründigen Krankheitsbild.

All das zeigt, dass *eine Erkrankung in einer Dimension Auswirkungen hat auf die übrigen Dimensionen des Menschseins.*

Kann auch Geistiges krank werden?

Wie ist es nun mit der geistigen Dimension ... kann auch sie ursprünglich erkranken? Also nicht bloß von einer geschwächten Funktionalität in den anderen Dimensionen mitgerissen sein, sondern auch bei intaktem Psychophysikum selbst und ihrerseits erkranken? Frankl gab nach reiflicher Überlegung darauf eine Doppelantwort.

Sie lautet zum einen: Nein. Das spezifisch Humane der menschlichen Person ist unbeschädigbar und unverlierbar. Geistiges kann nicht erkranken. Frankl ging sogar so weit, zu behaupten, Geistiges sei unzeugbar und unsterblich. Bei der Zeugung geben die Eltern ihre Chromosomen an ihre Kinder weiter, aber „sie hauchen ihnen nicht den Geist ein", wie er es biblisch formuliert hat. Deshalb ist jedes Kind eine ganz neue, einzigartige Person und kein Zusammensetzstück und keine Kopie seiner Eltern. Und im Augenblick des Todes stirbt der Organismus mit all seinen physischen und psychischen Funktionen. Aber niemand, der eines Toten gedenkt, gedenkt verwesenden Fleisches. Und niemand, der mit einem Toten innere Zwiesprache hält, redet mit einem Leichnam. *Was jemand als Person war, das liegt nicht im Grab.* Insofern ist Geistigkeit der Entstehung und dem Verfall in Raum und Zeit nicht unterworfen. Dass wir uns das nicht vorstellen können, liegt nur daran, dass wir über Raum und Zeit nicht hinauszudenken vermögen. Geistigkeit per se bleibt für uns ein Mysterium. Wir kennen nur Geistigkeit in Personalunion mit dem Leib-Seelischen – eben das „Mirakel Mensch".

Kehren wir damit zurück zu Frankls Doppelantwort. Es gibt nämlich zum anderen auch ein Ja. Die geistige Dimension des Menschen ist zwar nicht krankheitsanfällig, aber sie kann von Frustrationen geschüttelt werden. Ist doch eines ihrer Attribute der Zugang zu Sinn und Werten. Er ist es, der uns ausstattet mit einem eingeborenen „Willen zum Sinn", mit einer steten Sehnsucht nach einem sinnerfüllten Leben, mit dem Begehren, für etwas oder für jemanden da zu sein, für etwas gut zu sein und das Vorrecht des Mitschöpfertums wahrzunehmen. Wehe, wenn sich dem etwas querlegt!

Während es für ein Tier genügt, ausreichend Futter und einen gemütlichen Nistplatz zu haben, genügt das keineswegs für ein so komplexes Wesen, wie wir es sind. Gewiss, auch unsere vitalen Bedürfnisse wollen gestillt werden. Gegen ein schmackhaftes Essen und eine angenehme Wohnung ist nichts einzuwenden, und viel Energie wird exakt für die Beschaffung davon verwendet. Trotzdem ist damit ein zufriedenstellendes Leben nicht zu gewährleisten. Wenn man alles hat, was man braucht (und vielleicht noch einiges mehr), erhöht sich sogar die Gefahr, seelisch zu versumpfen, was man aus den Wohlstandsländern weiß. Schon verhätschelte Jugendliche schlagen über die Stränge. Nicht selten steigen sie in Drogen und Promiskuität ein, um Langeweile und beklemmender Leere zu entfliehen. Junge Erwachsene wiederum jagen pekuniären Vergünstigungen, aufpeitschenden Events oder Machtpositionen hinterher, um einem sie anödenden Alltagstrott zu entrinnen. In der Midlife-Crisis lassen sie vollends den Kopf hängen, weil die Sorge sie umtreibt, das Eigentlichste versäumt zu haben und bloß noch dem Abstieg entgegenzudriften. Von Klimakteriumsschock, Rentnerschock und diversen Abschieden von Partnern und Freunden gebeutelt, betreten die Alten dann ein Terrain jenseits der Lebenslust und nörgeln über Gott und die Welt, weil sie sich auf das Abstellgleis ausgemustert fühlen. Bis ihnen schlussendlich der Horror vor Erniedrigung und Pflegebedürftigkeit in die Seele kriecht und sie mit Apathie und Todesalpträumen umnebelt.

Mag sein, dass dies ein Zerrbild zeichnet, doch Faktum ist, dass überall dort, wo der „Wille zum Sinn“ frustriert wird, das Leben an Attraktivität und Qualität einbüßt. Die geistige Person gerät in den Strudel eines „existentiellen Vakuums“, wie

Frankl es ausgedrückt hat, und das hat auch negative Auswirkungen auf Leib und Psyche.

Drei Gebote in der Psychotherapie

Ich fasse zusammen: Menschsein spannt sich in drei Dimensionen auf. Optimalerweise ist ein Mensch körperlich gesund bzw. verfügt sein Organismus über ein starkes Immunsystem, das Krankheiten abwehren und Schäden ausgleichen kann. Optimalerweise ist ein Mensch seelisch stabil bzw. verfügt er über die Fähigkeit, seine Gefühle sprudelnd, aber unter Kontrolle zu halten, seinen Verstand zu nützen und heranbrandende Probleme zu lösen. Optimalerweise ist ein Mensch geistig angezogen von Sinn und Werten, erfüllt freudig seine selbst definierten Aufgaben und bejaht sein Leben. Leider ist das Optimum eher die Ausnahme.

Haben wir es nun mit einem unglücklichen, gramgebeugten oder hilflosen Menschen zu tun, dann gilt es *genau hinzuschauen, welche Seinsdimension von ihm am meisten betroffen ist,* um exakt dort therapeutisch anzusetzen. Um es illustrativ zu sagen: Wenn jemand am Verhungern ist, dann braucht es nicht eine philosophische Erleuchtung, sondern einen Bissen Brot. Wenn jemand unendlich traurig ist, dann braucht er nicht einen Bissen Brot, sondern einen empathischen Trost. Und wenn jemand in gähnender Werteleere steckt und sich völlig überflüssig glaubt, dann braucht er nicht einen empathischen Trost, sondern eine einleuchtende Lebensphilosophie. Das erste Gebot in der Psychotherapie lautet demzufolge: *Man gelange zu einer sauberen Differentialdiagnose!*

Das zweite Gebot gemahnt dann, die entsprechenden Methoden vorsichtig und geschickt zur Anwendung zu bringen. Zuerst in schwacher Dosierung, die bei Bedarf gesteigert werden kann. Gleichzeitig sind alle vorhandenen Stärken eines Patienten oder einer Patientin aufzuspüren und zu intensivieren. *Ihm oder ihr die Selbsthilfe wieder in die eigene Hand zu legen,* hat Vorrang vor kontinuierlicher Fremdhilfe.

In einem dritten Gebot ist der Psychotherapeut gehalten, *Lebensstil und Lebenseinstellungen* eines Patienten oder einer Patientin *auf deren Zuträglichkeitsindex hin zu überprüfen,* zur Diskussion zu stellen und ggf. Verbesserungen zuzuführen.

Machen wir all dies am weitläufigen Kapitel der Depressionen fest, die einen hohen Prozentsatz der Gründe ausmachen, warum sich verzweifelte Menschen in psychotherapeutischen Praxen anmelden.

Zunächst dies: Unser Gehirn liefert uns im Durchschnitt eine schwach positiv getönte Stimmungslage. Leichte Schwankungen in Anpassung an die jeweiligen Umstände des Tages sind normal. Auch variieren die Durchschnittswerte ein wenig von Person zu Person – es gibt eben ernstere und heitere Charaktere. Im Auf und Ab des Lebens vermag das Gehirn sich immer wieder auf diesen personeigenen Stimmungslevel einzupendeln. Es sei denn, sein Rückkopplungsmechanismus wird gestört. Gestört werden kann er – wie wir bereits erfahren haben – aus jeder der drei menschlichen Seinsdimensionen heraus.

Körperliche Vorgänge und Depressionen

Am massivsten und am schwersten zu beheben sind die Störungen auf physiologischer Basis. Sie haben allesamt keine guten Prognosen. Nach operativen Eingriffen ins Gehirn wegen Tumoren, Blessuren oder nach temporärem Sauerstoffmangel kommt es häufig zu *organischen Depressionen,* die zäh anhalten und sich medikamentös nicht allzu viel aufhellen lassen. Auch Verkalkungen oder altersbedingtes Absterben von Zellen im Gehirn kann für ein dauerhaftes Abrutschen der Stimmungslage sorgen.

Empfindlich gestört wird der Rückkopplungsmechanismus des Gehirns bei Suchtphänomenen. Süchtig wird man stets auf ein Mittel, das die Stimmungslage in Richtung Euphorie, also Lust, Spannung, Genuss, Fröhlichkeit, Ausgelassenheit, stimuliert oder in Richtung Dämpfung von Unlust und Beschwerden verändert. Das bedeutet einen künstlichen Eingriff in die selbstregulierenden Schaltungen des Gehirns.

Der Konsum von Alkohol stellt das klassische Beispiel dafür dar. Unter Alkoholeinfluss wird man schnell vergnügt und enthemmt. Aber sobald der Alkoholspiegel im Blut abflaut, muss das Gehirn zur normalen schwach positiv getönten Stimmungslage zurückkehren, und das gelingt ihm nur über eine dysphorische Nachwelle, umgangssprachlich „Katzenjammer" genannt. Diese Entzugserscheinung ist nichts anderes als eine selbst verschuldete *Anschlussdepression* an eine zuvor selbst erzeugte Hochstimmung. Die Verleitung ist nun groß, solchen „Katzenjammer" mit erneutem Alkoholnachschub zu vertreiben, und so schleift sich allmählich die Abhängigkeit vom Suchtmittel ein. Die Anschlussdepressionen werden immer länger und qualvoller, bis schließlich das Gehirn bei Alkoholabstinenz aus der Dysphorie elendiglich lange oder überhaupt nicht mehr herausfindet. Zusätzliche Schäden auch in anderen körperlichen Regionen machen aus dem Betreffenden ein willenloses Wrack, das sich nur noch treiben lässt.

Analoges geschieht in mehr oder weniger drastischem Umfang auch beim Konsum anderer Suchtmittel. Das heißt, psychische Abhängigkeit ist durchweg eine Abhängigkeit von einem „guten Feeling", das per Suchtmittel herbeigezaubert wird und als spätere Strafe in ein „schlechtes Feeling" umschlägt.

Im Unterschied dazu sind die *endogenen Depressionen*, die zu den Psychosen zählen, ganz und gar nicht selbst verschuldet. Sie gründen in neurochemischen Unregelmäßigkeiten an den Nahtstellen zwischen den Nervenzellen, den sogenannten Synapsen. Auslöser dafür sind manchmal hormonelle Vorgänge im Körper, daneben auch Lichtrhythmusveränderungen oder Zeitverschiebungen, z. B. bei Schichtarbeit oder bei Jetlag. Aber maßgeblichen Anteil an ihrem Ausbruch haben genetische Faktoren. Diese Art von Depressionen sucht gewisse Familien über die Generationen immer wieder heim.

Typisch bei endogenen Depressionen sind ihr phasenweises Auftreten und ihr Verschwinden nach einigen Wochen bis Monaten, wobei es für beides keine äußeren Ursachen gibt. Zwischen solchen Phasen können etliche gesunde Jahre liegen, die (eher selten) von manischen Phasen durchzogen sind, in denen die Patientinnen und Patienten völlig aufgedreht, exaltiert und unrealistisch optimistisch sind, und, von hoch riskantem

Tatendrang durchdrungen, mitunter „verrückte" Geschäfte abschließen, die sie später bereuen. In der modernen Psychiatrie spricht man von *unipolaren bzw. bipolaren Störungen,* je nachdem, ob die depressiven Phasen mit manischen abwechseln oder nicht. Beide Phasen sind medikamentös zu lindern, aber leider derzeit nicht komplett zu unterbinden. Wichtig ist, dass die Antidepressiva rechtzeitig – und das heißt, schon zu Beginn einer Depressionsphase – eingenommen werden, da sie nicht sofort, sondern verzögert wirken, was die Geduld der Kranken ziemlich strapaziert, die in der Zwischenzeit noch tiefer in ihre Gemütsverstimmung hineinrutschen. Insbesondere morgens fühlen sie sich wie gelähmt und können sich kaum zu irgendwelchen Aktivitäten aufraffen. Die Fachärzte nennen dies ein „Morgentief". Nachmittags kann es Spontanremissionen geben, weswegen man den Kranken in leichteren Fällen empfiehlt, den Schwerpunkt ihrer Unternehmungen auf die fortgeschrittenen Tagesstunden zu verlegen.

Stehen vegetative Symptome im Vordergrund wie Appetitlosigkeit, Mattigkeit, diffuse Ängste oder Schlafprobleme (die von reaktiv hypochondrischen Klagen überlagert sein können), wird auch von *vegetativen Depressionen* gesprochen. In früheren Zeiten wurden die Kranken gelegentlich mit Elektroschocks behandelt, mitunter sogar mit abruptem Erfolg, trotzdem ist man in Europa inzwischen davon abgerückt. Experimente mit künstlichem Schlafentzug und intensiver Lichtbestrahlung haben nur bescheidene Ergebnisse erbracht. Insgesamt kann man sagen, dass die Antidepressiva bei endogenen (und vegetativen) Depressionen richtig eingesetzt sind und die Kranken einigermaßen heil durch ihre „vitale Baisse" hindurchlotsen. Und dass sie nach Abklingen der Symptome in langsamem Tempo wieder abgesetzt werden dürfen.

Therapeutische Strategien

So unterschiedlich das Zustandekommen von suchtbedingten Anschlussdepressionen und uni- oder bipolaren Gemütsstörungen auch ist, eines ist beim Behandlungsmodus der Patientinnen und Patienten ähnlich: Sie müssen eine bitterschwere Zeit aushalten. Das kann ihnen niemand ersparen.

Um aus einer Sucht auszusteigen, ist es unweigerlich notwendig, die Entzugserscheinungen durchzustehen, und das kann sich über Jahre hinziehen. So individuell die Menschen sind, so individuell sind auch ihre Nervenkostüme. Manche Kranke haben Glück und ihr Gehirn erholt sich rasch und produziert von sich aus wieder eine erträgliche Befindlichkeit, während andere Kranke nie mehr zu vollem Lebensschwung auflaufen. Bei jüngeren Menschen sind die Chancen jedoch nicht übel, den Klauen der Sucht zu entrinnen und sich die innere Freiheit zurückzuerobern. Vorsichtig und wachsam werden sie allerdings bleiben müssen, denn das Gehirn vergisst Euphoriestimulationen nicht und kippt auf den kleinsten Reiz hin wieder ins alte Muster von künstlicher Hochstimmung mit Anschlussdepression ... dann geht das Malheur von vorn los.

Deshalb verbindet man die therapeutische Begleitung von Suchtkranken nicht nur mit Programmpunkten, die dem Organismus helfen, wie Sport, Entspannungsübungen, Ernährungskunde etc., sondern auch mit Ausdauertraining oder Gesprächen zur Anhebung der Frustrationstoleranz. Je mehr sich die vom Suchtkomplex überschattete geistige Dimension der Patientinnen und Patienten wieder lichtet, desto besser eignet sich ein logotherapeutisches Coaching zur Rückfallprophylaxe. Dabei geht es um die Straffung des noo-psychischen Antagonismus, der es ermöglicht, sich eigenem Versagen tapfer zu stellen und künftigen Verführungen zu trotzen. Auf jedweder Ausgangslage kann ein Sinngebäude errichtet werden, so die Botschaft. Wie mit einem Suchscheinwerfer werden sinnträchtige Zukunftsperspektiven angestrahlt, die es wert sind, den Verzicht auf das Suchtmittel zu leisten und sich passioniert dem Vorhaben zuzuwenden, das weitere Leben eigenverantwortlich zu gestalten. Ferner wird der Befriedung familiärer Katastrophen, wie sie Suchterkrankungen meistens mit sich bringen, ein Augenmerk gewidmet.

Die therapeutische Begleitung endogen Depressiver setzt andere Akzente. Einer davon besteht in der Überzeugungsarbeit, dass es sich um ein schicksalhaftes Leiden handelt, das niemandem zum Vorwurf gemacht werden darf. Dass es aber Tröstliches dabei gibt. Immerhin sind die heutigen Antidepressiva auf einem beachtlichen Entwicklungsstand und können die schlimmsten Negativzustände abfedern. Außerdem gehen die Depressionsphasen von allein zurück (außer in hohem Alter, in dem sie gelegentlich „hängen bleiben“) und erlauben den Kranken, wieder ganz sie selbst zu sein. Man kann damit argumentieren, dass es purer Unsinn wäre, würden die Kranken sich die gesunden Zwischenzeiten mit unnötigen *Pfropfdepressionen* vergällen, indem sie damit hadern, dass sie in Abständen von Depressionsphasen behelligt werden. Viel vernünftiger ist es, jede Minute ausgewogener Gemütslage zu verwenden, um ihre persönlichen Ziele zu verfolgen und die Kontakte mit Familie, Freunden und Nachbarn zu harmonisieren. Leben sie in gut etablierten mitmenschlichen Verhältnissen, werden ihnen diese auch während ihrer Krankheitsphasen nicht aufgekündigt.

Das alles ist jedoch nicht an sie heranzutragen, wenn sie sich mitten in einer Depressionsphase befinden. Dann nämlich prallen sämtliche vernünftigen Argumente an ihnen ab, was auch ihre Angehörigen seufzend feststellen müssen. Ja, es wird den Angehörigen sogar untersagt, ihre lieben Kranken aufmuntern zu wollen oder ihnen wohlmeinend vorzuhalten, dass sie keinen Grund zum Traurigsein hätten und sich doch zusammenreißen sollten. Das erzeugt nur irrationale Schuldgefühle bei den Patientinnen und Patienten, die sich *eben nicht* zusammenreißen können, die vorübergehend werteblind sind und sich selbst und die Welt ringsum absolut düster einschätzen, weil ihre Nerven sozusagen falsche Signale aussenden. Das ist die Zeit, die – von Medikamenten gelindert – einfach durchgestanden werden muss. Therapeutisch kann man zwar den Kranken prophezeien, dass es ihnen einmal wieder besser gehen werde, aber in ihrer emotionalen Düsternis glauben sie das auch ihren Ärzten nicht.

Frankl pflegte ihnen in diesem Zusammenhang das Gleichnis von den Wolken anzubieten, die die Sicht auf die Sonne verdecken. Wer unter dichten Wolken sitzt, sieht keinen Schimmer von der Sonne und keinen Anlass zu vermuten, dass sie jemals wieder scheinen wird. Alles ist grau in grau für ihn. Und dennoch existiert sie, die Sonne, und dennoch strahlt sie, die Sonne, und durchflutet hoch droben über den Wolken den Himmel mit Licht. So, erklärte Frankl, leuchte auch des Lebens Sinnhorizont hoch droben über der Krankheit, unsichtbar, aber beständig, und werde sich wieder zeigen, sobald der Genesungswind die Depressionswolken weggeblasen haben werde. Die Kranken brauchten nicht daran zu glauben, versicherte er ihnen, aber sie mögen das Gleichnis in ihren Herzen bewahren, denn in einem Zipfel ihrer Seele (bzw. ihrer umnachteten Geistigkeit) sei eine leise Rückerinnerung an die Sonne gespeichert und helfe mit, wider alle „Blindheit" zu vertrauen.

Da die Suizidgefahr endogen depressiver Personen gegen Ende ihrer Depressionsphase am stärksten ist, weil ihre Entschlusskraft zurückkehrt, aber ihre Befindlichkeit noch labil ist, wirkt das Gleichnis auch diesbezüglich präventiv. Zudem wird empfohlen, die Kranken engmaschig zu betreuen, bis sie wieder fest im Alltag stehen und ihr Geschick selbständig lenken können.

Psychisches Leid und Depressionen

Völlig anders als bei den endogenen Depressionen präsentiert sich die Sachlage bei den *reaktiven Depressionen*, die man früher *exogene Depressionen* genannt hat. Gelegentlich werden sie auch als *Anpassungsstörungen* klassifiziert, was ein wenig taktlos anmutet, so als hätte man sich kurzerhand an ein Leiden anzupassen. Es ist fatal, wenn diese Depressionen von den bisher beschriebenen nicht sorgsam abgegrenzt werden, weil sie in der psychischen Seinsebene des Menschen wurzeln und daher kein vorwiegend leibliches Problem darstellen – und daher auch nicht mit leiblich wirkenden Mitteln aus den Angeln zu heben sind. Freilich könnte man sich auf den psychophysischen Parallelismus berufen und spekulieren, dass ein gravierender Schicksalsschlag bis in die kleinste Nervenzelle hinein nachbebe und folglich auch im Organismus Unordnung stifte. Daraus ist aber nicht abzuleiten, dass eine nervenberuhigende Unterstützung den Menschen seelisch bereit mache, ein ihm grässlich Widerfahrenes anzunehmen und zu akzeptieren. In Fachzeitschriften wird wiederholt berichtet, dass laut Statistiken mehr als die Hälfte aller Antidepressiva-Verschreibungen ineffektiv bleiben. Das liegt jedoch nicht an den Pillen, sondern an den Verschreibungen am unrichtigen Platz. Ein Leid ist mit Chemie nicht aus der Welt zu schaffen, was schon jeder erfahren hat, der sich nach einem Todesfall mit Schlafmitteln beholfen hat und morgens mit demselben Verlustschmerz aufgewacht ist, mit dem er Tags zuvor ins Bett gesunken ist. Man könnte überlegen, dass es leichter ist, sich ausgeruht als verweint einem argen Verlust zu stellen, aber selbst in dieser Hinsicht winken die meisten Betroffenen ab. Nein, sie wollen trauern und sie wollen weinen – zu Recht. In ihrer Trauer lebt ihre Liebe zu den Verstorbenen weiter. Ihre Tränen drücken ihre Wertschätzung ihnen gegenüber aus. An einem betäubenden „Aus den Augen, aus dem Sinn" ist ihnen nicht gelegen.

Wenn also keine Pillen, was hilft ihnen dann? Hier ist ein kleiner Umweg vonnöten, denn zwischen einer natürlichen Trauer und einer reaktiven Depression liegt ein weites Feld.

Eine natürliche Trauer ist eine *durchaus normale Reaktion* auf einen horriblen Wertverlust. Es wäre eher ein Zeichen von *Abnormalität,* wenn der herbe Verlust einer nahestehenden Person, der Heimat, einer bevorzugten Arbeit, der eigenen Mobilität usw. achselzuckend mit Gleichgültigkeit beantwortet würde. Trauer ist die nachträgliche Würdigung einer Kostbarkeit, die einem geschenkt war und die einen beglückt hat. In ihr spiegelt sich die Kehrseite einer Medaille wider, auf deren Vorderseite ein innerer Reichtum abgebildet ist, der einem eine Zeit lang gewährt war. Stellt man Trauernde vor die fiktive Wahl, statt wie gehabt, jenen Reichtum niemals besessen zu haben und ihm also auch nicht nachtrauern zu müssen, schütteln sie stets ihre Köpfe. Nein, die Vorderseite der Medaille möchten sie nicht missen. Nachdenklich geworden, sind sie dann eher geneigt, auch die Kehrseite der Medaille in ihr Leben zu integrieren.

Wenn Trauer in eine reaktive Depression einmündet, hat das eine kritische Vorgeschichte. Frankl hat ihre Essenz in dem Satz „Hinter jeder Verzweiflung steckt eine Vergötzung" komprimiert. Denn die Vorgeschichte reaktiver Depressionen ist immer die Geschichte einer psychohygienisch bedenklichen Einseitigkeit. Jemand hat einen einzelnen Wert „vergötzt", hat ihn quasi angebetet, hat ihn über alle Maßen geliebt, hat an ihm geklammert und ihn zu seinem alleinigen Lebensinhalt hochstilisiert – und plötzlich ist ihm dieser Wert entrissen worden. Das verkraftet er nicht. Kann sein, dass er tobt und in wilder Aggression um sich schlägt. Kann auch sein, dass sich seine Wut in Autoaggression umwandelt und gegen ihn selbst richtet. Dann verkriecht er sich in seiner Trauer wie in einer finsteren Höhle, schottet sich vom Rest der Welt ab und lässt gleichsam ausrichten: „Mit mir könnt ihr nicht mehr rechnen! Mich interessiert und kümmert nichts mehr! Wenn ich das Eine, das über alle Maßen Geliebte nicht haben kann, dann will ich gar nichts mehr haben. Dann ist mein Leben gelaufen und Schluss – aus!" Eine reaktive Depression ist wie eine seelische Totenstarre. Jeglicher Tröstungsversuch von außen wird zynisch abgeschmettert.

Therapeutisch gibt es nur einen einzigen Weg, reaktiv depressive Personen aus ihrer Starre aufzuwecken. Da sie für sonst nichts mehr einen Sensus haben, muss man sie bei ihrem geliebten und verlorenen Wert abholen. Die Traumatologen und Kriseninterventionsteams haben viel Übung darin, verzweifelten Menschen nach dem Motto „Auch mit-geteiltes Leid ist halbes Leid" beim Ausweinen über ihre Verzweiflung zuzuhören. Das ist aber nicht genug. Es muss in irgendeiner Form gelingen, den Kranken zu animieren, sich *seinem geliebten und verlorenen Wert zuliebe* wieder aufzurichten. Ach, für diesen Wert wäre er ja bereit, alles in seiner Macht Stehende zu tun – sogar noch rückwirkend.

„Wollen Sie als ehemals ambitionierter Sportler wirklich so ‚unsportlich' auf Ihre Querschnittslähmung reagieren und sofort das Handtuch werfen? Besteht nicht wahrer ‚Sportsgeist' darin, die eigenen Kräfte gerade an extremen Herausforderungen zu messen und die eigenen Grenzen nach Möglichkeit ständig hinauszuschieben?" Oder: „Wollen Sie wirklich, dass Ihr verstorbenes Kind durch sein Dagewesensein nichts als einen Scherbenhaufen hinterlässt? Eine total gebrochene Mutter, die nur noch schluchzt und mit niemandem mehr spricht? Wollen Sie nicht vielmehr, dass Ihr Kind eine Mutter hinterlässt, die jedermann bestätigt, wie sehr sein Dasein ihr Leben verschönt hat? Eine Mutter, die in andächtiger Dankbarkeit die Hände faltet, dass sie dieses Kind kennenlernen und einige Jahre hat begleiten dürfen?" So und ähnlich kann es gelingen, reaktiv depressive Personen aus ihrer Erstarrung zu hieven.

Grundsätzlich gilt, dass wir alle uns beizeiten klarmachen sollten, dass uns die Güter dieser Erde nur geliehen sind – auf Zeit und nicht darüber hinaus. Ausnahmslos müssen sie einmal verabschiedet werden. *Sie wertzuschätzen und dennoch loslassen zu können*, ist eine hohe Kunst. Wer diese beherrscht, ist vor reaktiven Depressionen gefeit.

Geistige Frustration und Depression

Frankl hat als erster Psychiater entdeckt, dass es Depressionen gibt, die in kein bisheriges Schema hineinpassen. Er hat sie *noogene Depressionen* getauft und aufgrund amerikanischer Studien vermutet, dass ca. 20 Prozent des Gesamtvolumens an Depressionen auf sie entfallen. Heute würde man den Prozentsatz (zumindest in den Industrienationen) höher veranschlagen. Nur werden oft andere Fachausdrücke wie *Erschöpfungsdepression, Burnout-Syndrom, existentielle Indifferenz, Leere-Nest-Syndrom* u. Ä. für sie verwendet. Im Grunde handelt es sich um Sinnkrisen, Sinnlosigkeitsgefühle, Leere- und Hoffnungslosigkeitsgefühle, die den Betreffenden im Lebensvollzug demotivieren.

Sowohl der Begriff „Erschöpfung" als auch der englische Begriff „Burnout" sind täuschend und treffen den Kern der Sache nicht. Denn sie suggerieren, dass jemand unter zu viel Arbeitsdruck und Stress steht, gegen den er sich nicht wehren kann und der ihn „fix und fertig" macht. So sind die noogenen Depressionen aber nicht beschaffen. Die sogenannten „ausgebrannten" Personen würden mit Leichtigkeit doppelt so viel leisten, wenn sie um ein Wozu wüssten, das ihnen eine Herzensangelegenheit wäre. Was ihnen fehlt, ist schlichtweg Enthusiasmus. Sie schleppen sich mürrisch und träge durch die täglichen Zwangslagen, die ihnen abnötigen, für ihren Unterhalt zu sorgen. Sie sind in ein gesellschaftliches Korsett eingepfercht und würden ohne dieses auf der Stelle umfallen. Was auch tatsächlich geschieht, wenn sie plötzlich in einen arbeitsdruckfreien Raum purzeln, sei es durch eine Schrumpfung ihrer Familie, eine Erbschaft, eine Rehabilitationszeit oder eine Berentung.

Frankl hat die Parole ausgegeben: „Wer einen Sinn in seinem Leben sieht, wird einerseits glücklich und andererseits leidensfähig.“ Wir brauchen seine Parole nur umgedreht zu lesen, um zu verstehen, dass jemand, der keinen Sinn in seinem Leben sieht, einerseits unglücklich wird – Stichwort „Depression“, und andererseits leidensschwach wird, was so viel bedeutet wie: Kräfte einbüßt – Stichwort „Erschöpfung“. Im scheinbar sinnentleerten Leben schmelzen Frohsinn, Humor, Elastizität, Ideenvielfalt und Kreativität dahin und es wird stur im Hamsterrad weitergestrampelt bis zum physischen und psychischen Kollaps. Der ist dann der Kollateralschaden einer tiefgreifenden geistigen Frustration, die den Betreffenden seit Langem umgarnt. Denn ein geistiges Wesen wie der Mensch kann nicht schadlos ohne irgendeine Sinnvision vor sich hinvegetieren ...

Es soll hier nicht geleugnet werden, dass es reale Druck- und Stress-Situationen gibt, und dass manche zaghaften, unsicheren Personen diese nicht einzubremsen vermögen. Das kann zu inadäquaten Überreaktionen bei ihnen führen. Die Erfahrung lehrt jedoch, dass selbst schüchterne und verklemmte Naturen sich heldenhaft aufzubäumen wagen, sobald sie eine Berufung in sich fühlen, die es zu verteidigen gilt. Unter einem starken „Sinnanruf“ wachsen ihnen (und jedem von uns) erstaunliche Energien zu. Schon 350 Jahre vor Christi Geburt hat der griechische Philosoph Aristoteles geschrieben: „Wo deine Talente und die Bedürfnisse der Welt sich überschneiden, da liegt deine Berufung." Das hat er exzellent formuliert. Der Sinn ruft uns permanent auf, unsere Begabungen zum Wohle der Welt zu nützen. Wer sie brachliegen lässt und sich nicht um das Wohl der Welt schert, der schlittert „unberufen" in eine Sinnkrise hinein. Und *sie* ist es dann, und keine Druck- und Stress-Situation, die Tür und Tor zur noogenen Depression öffnet.

Das Aristoteles-Wort weist bereits auf die therapeutischen Richtlinien bei dieser Art von geistig induzierten Depressionen hin. 1. Man berge die Talente eines Kranken und hebe sie ihm ins Bewusstsein. 2. Man lenke seine Aufmerksamkeit auf die Bedürfnisse seiner Mit- und Umwelt. Speziell auf jene, die er mit *seinen* Talenten zu stillen vermöchte.

Der erste Schritt ist eher unkompliziert. Da dem Kranken Zukunft und Gegenwart leer erscheinen, nämlich ohne Sinn und Werte, wird seine Vergangenheit durchforstet. Natürlich nicht nach alten Verletzungen und Traumata wie bei psychoanalytischen Verfahren, sondern nach den Highlights in seinen Memoiren. Hat es einmal den Anflug einer Begeisterung gegeben? Den Jubel über einen Erfolg? Den Traum von einem Engagement? Das Auflodern eines Ideals? Die völlige Selbstvergessenheit bei der Konzentration auf eine Aktivität? Was hat er damals getan? Ersehnt? Was hat ihn innerlich zum Vibrieren gebracht, so als rühre es an seiner ureigensten Bestimmung? Jeder hat irgendwelche Gaben, und sie lassen sich aufspüren.

Der zweite Schritt ist komplizierter, denn die Fähigkeit zur Selbsttranszendenz verflüchtigt sich schnell im Sinnvakuum.

Aber Empathie kann eingeübt werden. Es gehört zur logotherapeutischen Methode der Dereflexion, Patientinnen und Patienten anzuleiten, über sich selbst und den eigenen Radius hinauszuspähen und sich in steigendem Grade in ihre Mitmenschen und deren Kümmernisse einzufühlen. Oder auch auf die Natur und ihre Ansprüche zu achten. Eine Menge an Mobbingdramen kann verhindert werden, wenn jeder versucht, seinen Nächsten und Nachbarn besser zu verstehen. Ganz zu schweigen vom Umweltschutz, zu dem nur geneigt ist, wer die Umwelt und ihre Bedürftigkeit im Fokus hat.

In dieser Kombination vom Wissen um die eigenen Potentiale und gleichzeitigem „mitleidigem" Erfühlen fremder Nöte regt sich alsbald der Sinnwille, einen konstruktiven Beitrag zu leisten. Die dafür erforderlichen Kapazitäten erwachen und die depressive Verstimmung schwindet.

Pathogene Ambivalenzen

Erwähnt werden muss noch eine Sonderform an geistiger Frustration, die sich ebenfalls noogen-depressiv bemerkbar machen kann. Frankl bezeichnete sie als „Krise durch sittliche Konflikte", heute würde man von *pathogenen Ambivalenzen* sprechen.

Dabei handelt es sich keineswegs um ein Wertevakuum, sondern um Kollisionen von Wertrealisierungen. Jemand kann sich zwischen mehreren Aufgaben, die auf ihn zu warten scheinen, nicht entscheiden, will sie alle gleichzeitig bedienen, vermag keine Präferenzen zu erkennen und keine Prioritäten zu setzen. Dadurch strudelt er in der Tat in Stress- und Drucksituationen hinein, die er sich selbst aufgehalst hat und aus denen er bald keinen Ausweg mehr findet. Irgendwann dekompensiert er und wird krank. Häufig passiert dies Frauen im Dilemma zwischen Beruf, Haushalt und Kindererziehung oder Männern im Zwiespalt zwischen Gelderwerb, leidenschaftlichem Hobby und familiären Verpflichtungen.

Frankl hat uns dazu ein blendendes Rezept hinterlassen: Während Werte „universal" sind, ist der Sinn des Augenblicks „unikal". Unikal nämlich insofern, als uns *in jedem Moment unseres Daseins immer nur eines abverlangt ist*, und nicht mehr. Das Eine, das gerade das Wichtigste ist für alle Beteiligten, uns inklusive. Patientinnen und Patienten können lernen, sich mitten im Gedränge ihres Konflikts in Stille zurückzuziehen, ruhig zu werden, Abstand zu gewinnen und ihre innerste Gewissensstimme zu konsultieren. Sie wird untrüglich wie die Nadel auf einem Kompass auf jenes Wichtigste hinweisen. Auf sie ist im Großen und Ganzen Verlass. Und hat sie ihren Spruch gefällt, dann – so lernen die Kranken – ist ihm eisern zu gehorchen und alles Übrige, was auch an ihnen zerren mag, aus ihren Gedanken und in spätere Zeiträume zu verbannen. Oder ggf. an andere Personen zu delegieren. Mit Hilfe dieses Verfahrens können sie ihre Wertbezüge in eine sinnorientierte Rangordnung bringen und ohne „schlechtes Gewissen" zur Seite schieben, was im gegenwärtigen Augenblick *nicht* an der Reihe ist.

Der Sinn, der uns „ruft", ist ein immerwährender und ein immer anderer. Aber niemals ist es ein Ruf, der uns über- oder unterfordert. Denn das wäre schier unsinnig, und einen „unsinnigen Sinn" kann es nicht geben ... Was uns die Orientierung am Sinn offeriert, ist, das jeweils Beste, Stimmigste und Würdigste aus unseren Lebensmöglichkeiten herauszufiltern – nicht mehr und nicht weniger, und dies bis zu unserem letzten Atemzug.

Zukunftspessimismus

Seit der Überlieferung von der Sintflut hat es in der Menschheitsgeschichte Tragödien am laufenden Band gegeben. Die von den Menschen selbst verursachten und die ihnen von außen her auferlegten Tragödien haben sich so ziemlich die Waage gehalten. Trotzdem hat sich das Menschengeschlecht gegen sämtliche Widrigkeiten durchgesetzt. Bisher. Mit seinen grandiosen wissenschaftlichen und technischen Errungenschaften könnte es seine Erfolgsgeschichte um etliche Tausend Jahre verlängern und seine Existenz auch noch auf eine Nische des Weltalls ausdehnen.

Doch die Zweifel und Ängste mehren sich in den Völkern. Eine nicht genau definierbare *globale Depression* schleicht um wie ein Gespenst. Am sensibelsten für solche Zeitgeistströmungen sind die Künstler. Sie fangen in ihren Werken nicht nur die gängigen Tendenzen ihrer Epoche ein, sondern werden stets von Ahnungen über Kommendes und Dräuendes gepackt. Analysiert man die moderne Kunst auf ihre Prognostik seelischer Befindlichkeiten hin, dann muss man eine schockierende Bilanz ziehen. Bilder, Skulpturen, Dichtungen, Drehbücher und Kompositionen sind fast generell auf Erschütterung statt auf Erbauung, auf „Bad End“ statt auf „Happy End“ angelegt, so als wollten sie auf eine Apokalypse vorbereiten, die sie prophetisch vorwegnehmen.

Sensibel für Zeitgeistströmungen ist auch die Jugend. Da sie in den Traditionen weniger verankert ist als ihre Vorfahren und gerne mit Fantasien jongliert, kann sie sich Alternativwelten gut vorstellen. Was aber seit Jahrzehnten unter ihren Vorstellungen kursiert, ist der „No-Future-Aspekt". Wenn man ehrlich ist, darf man die jungen Leute dafür nicht rügen. Informationen über luftverpestete Städte, vermüllte Meere, kunststoffgespickte Lebensmittel, überhitzte Sommer, unbeherrschbare Unwetter, tödliche Pandemien, endlose Flüchtlingsströme, kriegerische Dauerbrände, korrupte Politiker und wirtschaftliche Machtgiganten hageln ununterbrochen auf sie ein und ersticken jeden Funken Hoffnung im Keim, etwas daran ändern zu können, wenn sie selbst erwachsen sein werden.

Frankl, der die nicht minder hoffnungsarmen 1930er- und 1940er-Jahre erlebt hat, beschrieb vier pathologische Reaktionsmuster, die solchem Zukunftspessimismus entspringen können. 1. Eine provisorische Daseinshaltung: Man vergisst die Zukunft bzw. alle vernünftige Vorsorge für die Zukunft und versucht bloß noch, möglichst viel Lust und Vergnügen aus der Gegenwart herauszupressen. 2. Eine fatalistische Daseinshaltung: Man erklärt sich für unzuständig für gegenwärtige und künftige Entwicklungen und ergibt sich passiv-stumpf den jeweiligen Verhältnissen. 3. Eine kollektivistische Einstellung: Man verurteilt pauschal ein Kollektiv, d. h. irgendeine Personengruppe, und klagt sie an, schuld an der ganzen Misere zu sein. 4. Eine fanatische Einstellung: Man will partout ein Unglück ausräumen oder ein Glück erzwingen und trampelt dabei gnadenlos über all jene hinweg, die einem im Wege stehen.

Diese vier pathologischen Reaktionsmuster sind auch heute weltweit zu beobachten. Sie verschärfen zusätzlich die tragischen Ereignisse, die das No-Future-Empfinden schüren. Wie könnte hingegen eine „Therapie des Zukunftspessimismus" aussehen?

Dazu möchte ich nochmals an das Franklsche Gleichnis von der Sonne über den Wolken anknüpfen. So wie der an schweren Depressionen leidende Mensch blind ist für den Sinn- und Wertehorizont seines Lebens, genauso sind wir alle blind für einen umfassenden Letztsinn des Ganzen. Warum sind wir entstanden? Warum zur Mitschöpfung geladen? Welcher Sinn war „im Anfang" und durchwaltet seit Urzeiten den Kosmos? Wir wissen es nicht. *Was wir dringend brauchen, ist ein blindes Urvertrauen,* und dies ist mehr als bloßes Selbstvertrauen. Was wir brauchen, ist eine Reduzierung der Urangst, die die Erdbevölkerung umweht. Freilich sind dichte Sorgenwolken über unseren Häuptern zu orten und erlauben nur schmalen Hoffnungsstrahlen, durchzusickern. Aber es muss doch einen Letztsinn geben, wenn wir seit unserer „geistigen Geburt" unaufhörlich in religiösen Mythen davon künden und in Riten und Legenden danach haschen, ewig suchend und niemals fündig. Einen überragenden Letztsinn, den wir nicht begreifen können, aber in dem wir samt unserem Gewölk und unseren Limitationen geborgen sind, und in dem sich alles Elend „letztlich" auflöst.

Nicht ohne Sinngrund sind wir mit einer Portion Freiheit und Eigenverantwortung ausgestattet worden. Nehmen wir deswegen unsere Verantwortung wahr – jeder von uns an seinem Platz und nach seinen Kräften – und legen wir den Rest vertrauensvoll in größere Hände als die unsrigen. *Mit Verantwortung und Vertrauen im Gepäck können wir der Zukunft mutig entgegenschreiten.*

Teil 2: Hinführung zu einem erfüllten Leben

Jeder hat, wie man sagt, „sein Päckchen zu tragen". Auch wenn man ziemlich robust ist, auch wenn man nicht zu Depressionen neigt, muss man durch manch schwierige Jahre hindurchstapfen. Eigene Fehler werfen lange Schatten. Fremde Fehler hängen einem nach. Widrige Umstände verfolgen einen. Das macht müde ...

Doch es gibt einen Born, aus dem man immer wieder „auftanken" kann. Nennen wir ihn: erfülltes Leben. Ein Leben, das gefüllt ist mit bunten Wertbezügen, kleinen Freuden, Lieblingsbeschäftigungen, guten Sozialkontakten und einem unerschütterlichen Urvertrauen erneuert sich wie ein Lebensbaum, der nach jedem abgeschlagenen Ast frische Sprösslinge austreibt. Deshalb seien im Folgenden ein paar Leitplanken auf dem Weg zu einem solchermaßen erfüllten Leben anskizziert.

Fünf heilbringende Gewohnheiten

Bei den „drei Geboten in der Psychotherapie" habe ich bereits angedeutet, dass es zum Beratungsausklang gilt, den Lebensstil und die Gewohnheiten einer Patientin, eines Patienten unter die Lupe zu nehmen. Von unserem Lebensstil hängt nämlich viel mehr für unsere körperliche und seelische Gesundheit ab, als man im Allgemeinen denkt. Was den körperlichen Sektor betrifft, bemüht sich die Weltgesundheitsorganisation seit Jahrzehnten, vor übermäßigem fetten und zuckerhaltigen Essen zu warnen, chronischen Bewegungsmangel anzuprangern, auf genügend Flüssigkeitszufuhr zu pochen u. Ä. Was den seelischen Sektor betrifft, sind die Anweisungen weniger präzise. Doch finden sich unter Frankls Äußerungen zur Krisenprävention hervorragende Tipps, die sich zu einer *Depressionsprävention* ausweiten lassen. Denn einiges kann jeder selbst dazu beitragen, um Wolken, die ihm den Blick auf die Sonne verstellen mögen, großräumig auszuweichen oder zumindest ihre Lichtdurchlässigkeit stärker zu registrieren als die von ihnen erzeugte Verdunkelung.

Beginnen wir mit der Erwähnung von zwei psychologischen Studien aus dem Jahr 1992, die beide damals Aufsehen erregt haben. Die eine stammte von Stephen R. Covey, der die erfolgreichsten Persönlichkeiten Amerikas auf gemeinsame Gewohnheiten hin untersucht und aus Tausenden gesammelter Daten „Kriterien der Tüchtigkeit" entwickelt hat[1]. Die andere stammte von Leonard A. Sagan, der langlebige Personen verschiedenster Volksgruppen auf gemeinsame Lebensstile hin untersucht und Merkmale herausgefiltert hat, die für Menschen mit hoher Lebenserwartung charakteristisch sind[2].

Obwohl die erste Studie eher Psychosoziales und die zweite eher Psychosomatisches zum Gegenstand hatte und beide Studien getrennt voneinander durchgeführt worden waren, kam es zu verblüffenden Deckungsgleichheiten bei den Ergebnissen. Noch verblüffender aber war, dass diese deckungsgleichen Ergebnisse exakt dem entsprachen, was im logotherapeutischen Schrifttum unter dem Stichwort „heilbringend" längst beschrieben vorlag.

Betrachten wir die Ergebnisse aus den beiden Studien anhand einer tabellarischen Aufstellung der fünf wichtigsten „heilbringenden Gewohnheiten" besonders tüchtiger und langlebiger Personen:

„HEILBRINGENDE GEWOHNHEIT":	IM BLICK:
1. Selbstverantwortlich entscheiden, spüren, es kommt auf einen selbst an, wissen, man kann sich jederzeit ändern und jede Situation mitgestalten, verbessern oder akzeptieren.	DAS EIGENE
2. Selbstüberschreitend denken, sich im Interesse der Welt manches abfordern, aber auch im Interesse eines solchen Dienstes an der Welt auf sich selbst achten.	DAS FREMDE
3. Proaktiv (statt reaktiv), zukunftsorientiert und gewissensgeleitet handeln, stets beginnen mit „dem Ende im Visier" und gelassen-konsequent darauf zugehen.	DAS KOMMENDE

4. Grundvertrauen pflegen und erhalten, in herzliche und dauerhafte Bindungen einbringen; aber genauso an einsamen, schweren Tagen unhinterfragt in sich wirken lassen.

DAS ÜBERGE-ORDNETE

5. Bewusstseinshorizont erweitern in der rationalen wie mystischen Suche nach Sinn, Erkenntnis und Information, geistig/seelisch/körperlich beweglich bleiben.

DAS ZUSAMMEN-HÄNGENDE

Einige Erklärungen sollen die aufgezählten Gewohnheiten näher umreißen.

1. Selbstverantwortlich entscheiden – im Blick das Eigene

Wir wissen: Niemand hat ununterbrochen Kontrolle über sich, auch nicht im bewussten Leben; jeder gerät zeitweise „außer sich", vor allem unter extremen Druck- und Stressbedingungen. Ferner gibt es neuronale und hirnorganische Schäden, aufgrund derer ein Mensch nicht (mehr) „bei sich" ist und jegliche Selbstregulierungskraft verliert. Das sind jedoch Ausnahmezustände und nicht die Regel. Trotzdem hält sich eine Menge von erwachsenen Personen *in der Regel* für kontrolliert statt für kontrollierend, fühlt sich getrieben, gesteuert, verkorkst, hilflos und ausgeliefert. Gemeinhin wird ihnen ein niedriges

Selbstbewusstsein bzw. ein Minderwertigkeitskomplex (Adler) zugesprochen, allein, es fragt sich, ob diese Personen nicht einfach einer falschen Idee huldigen. Der Idee nämlich, sie seien nichts anderes als vorprogrammierte Bio-Roboter, die auf jener Lebensfährte dahintrudeln, die ihnen Gene, Eltern und Gesellschaft von klein auf gewiesen haben. In Wirklichkeit sind sie Kinder der Freiheit! Sie sind zwar nicht frei von diversen Vorprogrammierungen, aber frei, im Gewühl der kreuz und quer schießenden Einflüsse und Einflüsterungen von innen und von außen Ordnung zu stiften, indem sie sie Stück für Stück annehmen oder verwerfen. Darauf kommt es an: Auf das Ja oder Nein der Person, auf ihr „letztes Wörtchen", das sie im Zuge ihrer geistigen Entwicklung stets mitreden darf. Menschsein ist von der Pike auf „entscheidendes Sein", wie es Karl Jaspers einmal genannt hat.

Es soll nicht geleugnet werden, dass ein hartnäckig verteidigtes Kontrolliertwerden seine banalen Vorteile hat. Man ist an nichts schuld, man hat nichts zu verantworten, man muss sich zu nichts aufraffen und braucht zu nichts zu stehen. Vorteile, die leider in Nachteile umschlagen ...

Ein Beispiel

Nehmen wir an, ein Mann erbt einen kleinen Lebensmittelladen, der nicht floriert. Er bezieht eine der nachstehenden Positionen:

- „Wann hat das Schicksal mir schon jemals etwas Gutes beschert? Ich bin ein notorischer Pechvogel!"

- „Mein Vater hat seine Geschäfte mit eiserner Hand getätigt und mir niemals beigebracht, wie man das macht. Deswegen bin ich heute dazu nicht in der Lage."
- „Wenn ich Zeit und Geld in den Laden investieren würde, würde ich bloß die Konkurrenz um die Ecke anstacheln, die mir ohnehin schon das Leben sauer genug macht!"
- „Mein Steuerberater hat mir geraten, das Geschäft zu übernehmen, und jetzt zeigt sich, was sein Rat taugt. Da bin ich ordentlich reingefallen!"
- „Ich weiß nicht mehr weiter und möchte am liebsten alles hinschmeißen. In diesem verdammten Wirtschaftssystem hat man keine Chance!"

Egal, welche der obigen Positionen der Mann auswählen mag, es ist – ganz im Sinne der beiden wissenschaftlichen Studien von Covey und Sagan – zu befürchten, dass der ererbte Laden entweder rasch Pleite machen oder seinen Besitzer allmählich ins Grab bringen wird. Das liegt nicht am Laden. Auch nicht am Schicksal, am Vater, an der Konkurrenz, am Steuerberater oder am Wirtschaftssystem. Es liegt an dem Mann, der nicht „das Seine" im Blick hat: sein eigenes Zutun im Rahmen seiner Möglichkeiten, seine eigenen Entscheidungen in Richtung verantwortbarer Geschäftsführung oder Geschäftsschließung (je nachdem). Einem Mann, der sich wegen des Dahinwelkens seines Erbes massiv und intensiv rechtfertigt, während sein Erbe weiterhin ungehindert dahinwelkt.

Ähnlich gehen viele Menschen mit ihrer Art von „Erbe" um, mit ihren Talenten, Fähigkeiten, Kenntnissen und Existenzgrundlagen. Symbolisch ausgedrückt, deklarieren sie sämtliche Fensterscheiben ringsum für gesplittert und haben eigentlich nur einen Sprung in ihrer Brille, nämlich ihr roboterhaftes Menschen- und Selbstbild. Warum kleben sie daran fest? Mehr als eine Vermutung habe ich nicht. Doch dünkt mich nach langjähriger psychotherapeutischer Erfahrung, dass es an ihrer *Vergebungsbereitschaft* haken könnte. Spätestens seit den brisanten Forschungen von Reinhard Tausch[3] an der Universität Hamburg wissen wir, dass der Prozess des Vergebens die Motivation zur eigenen Verhaltensänderung enorm fördert. Deshalb könnte es schlichtweg alter Groll sein (Groll gegen wen auch immer, begründet oder nicht), der selbstverantwortliches Handeln blockiert, weil ein anderer oder anderes eben im Groll verantwortlich gemacht werden für die eigene Misere.

Wenn dies stimmt, könnte umgekehrt der Gnadenakt des Vergebens selbstverantwortliches Handeln wieder entblockieren, weil er etwaiges Fremdverschulden *aus* dem Blick und die Ressourcen des eigenen „Erbes" endlich *in* den Blick gleiten lässt. Ein Gedanke zum Nachsinnen ...

Wogen und Wind –
Gottes sind.
Segel aber
und Steuer,
dass ihr
den Hafen
gewinnt,
sind euer!

Gorch Fock

2. Selbstüberschreitend denken – im Blick das Fremde

Wir sprachen vom (Eigeninitiativen ankurbelnden) Abziehen der Aufmerksamkeit vom fremden Verschulden. Damit ist nicht gemeint, dass das Fremde insgesamt aus unserem Interessensradius hinausfallen sollte. Im Gegenteil. Das Fremde, definiert als „dasjenige, was nicht wieder nur wir selber sind“ (Frankl), ist die Fülle der Welt, auf die unser menschliches Dasein angelegt ist wie das Auge auf die Fülle des Lichts. Angelegt nicht im konsumatorisch-beherrschenden Sinne, sondern im liebevollen Hinauslangen über sich selbst und Hineinspüren in andersartiges Sein und dessen Bedürftigkeit.

Ein Beispiel

Hier ein kurzer, aber vielsagender Wortwechsel zwischen einer Frau und ihrer Nachbarin:

Frau: „Mein Mann und ich erwägen, eine Mutter mit Kind aus dem Unruhegebiet Tschetschenien bei uns zu Hause aufzunehmen.“
Nachbarin: „Ja, und was hätten Sie davon?“
Frau: „Wir denken, die Mutter und das Kind hätten etwas davon …“

Im Wortwechsel argumentiert die Frau – im Unterschied zu ihrer Nachbarin – „selbstüberschreitend“. Sie nimmt zwei Fremde wahr, die Hilfe brauchen, und möchte ihnen (um des Wertes von Mutter und Kind willen) diese Hilfe spenden. Ihre Aufmerksamkeit gilt fremden Werten und nicht fremdem Verschulden.

Dazu schrieb Sagan, der die gemeinsamen Merkmale langlebiger Personen untersucht hat:

> *„Gesunde Menschen sind trotz ihrer hohen Selbstachtung nicht übermäßig nachsichtig gegen sich selbst und nicht nur mit der eigenen Person oder dem eigenen Wohlergehen beschäftigt. Vielmehr setzen sie sich Ziele, die über ihr persönliches Wohl hinausgehen. Die Ziele können weit gesteckt oder ganz bescheiden sein, entscheidend ist jedoch, dass sie ihrer Natur nach nicht egoistisch sind, sondern anderen nützen. Gesunde Menschen sind mitfühlend und haben einen ausgeprägten Gemeinsinn.“*

Und Covey, der die Gewohnheiten erfolgreicher Persönlichkeiten untersucht hat, fügte der Beschreibung hinzu:

> *„Erfolgreiche Menschen versuchen erst zu verstehen, und dann, verstanden zu werden.“*

Vielleicht kommt das Verstehen sogar noch vor dem Zielesetzen, nämlich das Verstehen der Dinge und Wesen, wie sie in sich selbst beruhen, das Erahnen ihrer Einzigartigkeit, das Erschauen ihres Wertbildes. Solches Innewerden fremder Werte bewirkt dreierlei in uns:

1. Es weckt unseren Willen, ihnen zu dienen; an ihrer Erhaltung und Förderung zu arbeiten; uns liebevoll an sie hinzugeben. Hingabe aber macht schöpferisch wie kaum ein anderer Motivator, weder Angst noch Zwang, sie ist fast „stärker als der Tod“.

   Zum obigen Beispiel:
   Die Frau, die sich vom tragischen Schicksal der tschetschenischen Flüchtlinge betroffen fühlt, ist nicht nur bereit, son-

dern aus vollem Herzen willig, die Not zu lindern, wenigstens in Bezug auf zwei geplagte Menschenkinder, auch wenn es sie selbst persönliche Opfer kostet.

2. Die Werteschau verdeutlicht uns die Wichtigkeit, keinen Raubbau an uns selbst zu treiben und uns vor Erschöpfung und Auslaugung zu schützen. Denn erschlaffende Kräfte nützen fremden Werten und Wesen nichts. Dieses Faktum dirigiert uns in Richtung eines vernünftigen Lebensstils.

   Zum obigen Beispiel:
   Die Frau, die ihr Haus für Flüchtlinge öffnet, muss darüber wachen, sich nicht zu übernehmen. Sie will ja ihre eigene Familie nicht an den Rand des Abgrundes bringen. Sie teilt, was sie besitzt, doch sie wird nicht zum Sozialfall, der am Ende anderen zur Last fällt.

3. Die Werteschau erzeugt eine Freiheit vom vermeintlichen Haben-Müssen. Wir können uns schlicht und einfach daran erfreuen, dass jene fremden Werte existieren. Nicht-haben-Müssen aber entkrampft gewaltig, es ist das „psychische Krampflösungsmittel" schlechthin.

   Zum obigen Beispiel:
   Die Frau, die einer fremden Mutter mit Kind in der Not Obdach gewährt, ist nicht auf Ersatzbefriedigung aus, etwa weil sie keine eigenen Nachkommen hätte. Sie kann ihre „Gäste" frohen Gemütes wieder verabschieden, wenn diese eines Tages in ihre Heimat zurückkehren wollen.

Wir sehen, schöpferische Hingabe, ein vernünftiger Lebensstil und die Freiheit vom Haben-Müssen sind die Kostbarkeiten, die dem Gewahrwerden fremder Werte im selbstüberschreitenden Denken entspringen. Viel mehr bedarf es zu einem glückenden Leben nicht.

Was auch an Liebe mir vom Vater ward,
ich hab's ihm nicht vergolten, denn ich habe
als Kind noch nicht gekannt den Wert der Gabe
und ward als Mann dem Manne gleich und hart.

Nun wächst ein Sohn mir auf, so heiß geliebt
wie keiner, dran ein Vaterherz gehangen,
und ich vergelte, was ich einst empfangen,
an dem, der mir's nicht gab – noch wiedergibt.

Denn wenn er Mann ist und wie Männer denkt,
wird er, wie ich, die eignen Wege gehen,
sehnsüchtig werde ich, doch neidlos sehen,
wenn er, was mir gebührt, dem Enkel schenkt.

Weithin im Saal der Zeiten sieht mein Blick
dem Spiel des Lebens zu, gefasst und heiter,
den goldnen Ball wirft jeder lächelnd weiter,
– und keiner gab den goldnen Ball zurück!

Börries Freiherr von Münchhausen

3. Proaktiv handeln – im Blick das Kommende

Ein philosophisches Paradoxon lautet: Man kann nicht einen anderen Menschen betrügen, ohne gleichzeitig ein Betrüger zu sein ... aber man kann von einem anderen Menschen betrogen werden und gleichzeitig anständig bleiben.

Es lohnt sich, diesem Paradoxon auf die Spur zu kommen. Da steht auf der einen Seite *Unentrinnbares:* Ich bin, was ich tue. Wenn ich morde, bin ich ein Mörder. Wenn ich lehre, bin ich ein Lehrer. Wenn ich faulenze, bin ich ein Faulpelz. Wenn ich Schweres heldenhaft ertrage, bin ich ein Held usw. Meine Entscheidungen über mein Tun sind verbindliche Entscheidungen über meine Identität.

Dem gegenüber steht auf der anderen Seite *Entrinnbares:* dasjenige, was mir angetan wird. Es kann unangenehm, schmerzlich, ja, vernichtend sein, und dennoch kann es meine Identität nicht wider mein Einverständnis verbiegen. Wenn man mich ermordet, bin ich deswegen kein Mörder. Wenn man mich belehrt, bin ich noch lange kein Gelehrter. Wenn man mir Faulheit vorexerziert, muss ich zu keinem Faulpelz werden; wenn man mir Heldentum nahelegt, muss kein Held aus mir werden. Das mir Angetane lässt mich Positives oder Negatives erfahren und erleben, aber wie ich auf Erfahrenes und Erlebtes reagiere, ist *meine Wahl* – und meine Wahl (nicht meine Erfahrung oder mein Erlebnis) *wird zu meiner Identität!*

Selten sind sich Menschen dessen klar bewusst. Sie reagieren, als müssten sie „wahllos" reagieren, entsprechend dem ihnen Angetanen ohne eigenen Entscheidungsvorgang. Werden sie gedemütigt, demütigen sie andere. Werden sie geschätzt, schätzen sie andere. Sie bilden das Echo des in den Wald Hineingerufenen. Dabei formt sich unentrinnbar ihre Identität ... nach jenen, die in den Wald hineingerufen haben! Nach jenen, die ihnen etwas angetan haben! Fremdbestimmt!

Einen echten Reifezuwachs stellt im Kontrast dazu das „proaktive Handeln" dar, bei dem selbständig bestimmt wird, wie es aus dem Walde herausschallen wird. Unter den Gewohnheiten der erfolgreichsten Persönlichkeiten nach Covey belegt es Rang 1. „Proaktivität" orientiert sich an einer Vision, an dem, was zur Optimierung von Sachverhalten unternommen werden kann. Sie ist „Aktion", die nicht im „Re-"(petieren von Gewesenem) stecken bleibt, sondern im „Pro-"(gnostizieren von Zukünftigem) ihren Ausgangspunkt nimmt, im Intuieren dessen, was erreicht und geschaffen werden *soll*. Sind bei der Definition des *Solls* noch dazu die Antennen des Gewissens mit eingeschaltet, ist dem Intuierten der Segen von „oben" gewiss.

Ein Beispiel

Lesen wir zur Abklärung der Frage der *Entrinnbarkeit* die Kurzfassung der Aussage eines 21-jährigen Mannes, der soeben aus dem Gefängnis entlassen worden ist:

Er sei ein unerwünschtes Kind gewesen; seine Mutter hätte ihn am liebsten abtreiben lassen. Vom Vater, der alkoholabhängig und im Rausch gewalttätig sei, habe er als Kind oft Prügel bezogen. Wegen der vielen Streitereien zu Hause habe sich seine Mutter vom Vater getrennt und sei mit einem Liebhaber durchgebrannt, als er, der Sohn, elf Jahre alt gewesen sei. Danach habe er nichts mehr für die Schule gelernt, weil sich niemand um seine Hausaufgaben gekümmert habe. Mit 14 Jahren sei er mit Haschisch in Berührung gekommen, mit 16 Jahren habe man ihn zur Homosexualität verführt, mit 19 Jahren habe er unter Drogeneinfluss einen Radler angefahren, der an den Folgen des Unfalls gestorben sei. Er glaube, dass sein Leben keinen Sinn mehr habe, und würde sich am liebsten eine letzte tödliche Dosis Rauschgift spritzen.

Welch ein entsetzlicher Lebensweg! Entsetzlich vor allem deshalb, weil rundum *reaktiv;* die letzte Spritze wäre geradezu die Krönung des reaktiven Handelns! Jedes „Getane" in diesem kurzen Leben ergibt sich folgerichtig aus dem vorher „Angetanen"; eines schlimmer als das andere. Trotzdem wäre Rettung möglich, und mehr noch: Erneuerung, Wiedergeburt! Der Rettungsring hieße „Proaktivität". Gelänge es, gemeinsam mit dem jungen Mann die Vision eines „Pro" zu entfalten, wofür es nötig und sinnvoll wäre, dass er aus sich heraus aktiv würde, könnte er der reaktiv folgerichtigen letzten Spritze entrinnen.

Lassen wir nur eine von vielen möglichen Visionen in unserer Fantasie Gestalt annehmen:

Der Mann ist 28 Jahre alt und engagierter Mitarbeiter des Kinderschutzbundes. Er besucht tagein, tagaus gefährdete Familien in seiner Mission, Kinder vor den Einflüssen von Alkohol, Gewalt und sexuellem Missbrauch zu schützen. Mit großer Überredungskunst und manchmal unter Androhung von behördlichen Sanktionen bemüht er sich, uneinsichtige und charakterschwache Eltern zur Verhaltensumkehr zu bewegen. Er hat zu diesem Zweck die Schule nachgeholt und Weiterbildungen absolviert, obwohl ihm das „Theorie-Büffeln“ verflixt schwergefallen ist. Aber er glaubt, dass, falls er nur einem einzigen Kinde gravierendes Leid ersparen kann, sein Leben einen tiefen Sinn hat. „Glauben“ ist eigentlich das falsche Wort. Nach aller Qual, die er selbst durchlitten hat, *weiß* er es. Seine bitteren Erfahrungen und Erlebnisse autorisieren ihn zu einem „Wissenden“.

Wie gesagt, wäre dies *seine* Vision, bräuchte er bloß noch mit ihr im Visier konsequent kleine Schritte zu gehen, und sein gesamter entsetzlicher Lebensweg von 21-jähriger Länge könnte die neue Identitätswerdung bei ihm nicht mehr verhindern.

Hermann Hesse hat in einem seiner schönen Gedichte geschrieben, dass einem kein Glück oder Unglück geschieht, dem man nicht einen „Sinn ins Wertvolle“ geben könne. Und dass er den Glauben daran weder für sich noch für andere aufzugeben bereit sei.

Den Glauben,
dass uns kein Glück
oder Unglück geschieht,
dem wir nicht einen
Sinn ins Wertvolle
geben können,
den habe ich heute wie
immer und gebe ihn
weder für mich noch für
andere auf.

Hermann Hesse

4. Grundvertrauen pflegen – im Blick das Übergeordnete

„Gesunde Menschen sind vertrauensvoll“, schrieb der Wissenschaftler Sagan und betonte, die überragende Mehrheit unter den langlebigen Betern würde nicht erst in der Gefahr beten. Seine Statistiken belegen: Wen allein die Ohnmacht bewegt, sich in einer Aufwallung der Angst an eine höhere Macht zu wenden, der ist nicht wirklich geborgen, sondern greift nach „Strohhalmen“, von deren Festigkeit er keineswegs überzeugt ist. Wahres Grundvertrauen hingegen schwingt durch alles hindurch, durch sämtliche Auf und Abs der Gezeiten. Es wohnt im Lachen und im Weinen, im Trubel und in der Stille, und zieht nie aus der Seele aus, selbst wenn sein „Grund“ und Adressat mitunter namenlos ist.

Ein Beispiel

Ein anschauliches Beispiel „namenlosen“ Grundvertrauens ist mir einmal in Göteborg anlässlich mehrerer von mir gehaltener Gastvorlesungen begegnet. Ein älterer deutschstämmiger Herr, der bei den Vorlesungen als mein Übersetzer fungierte, lud mich ein, einen Abend mit seiner Frau und ihm auf einer Insel vor Göteborg zu verbringen. Er holte mich mit dem Auto ab. Während der Fahrt erzählte er mir aus seiner dramatischen Lebensgeschichte.

Er war als blutjunger Fliegeroffizier im Zweiten Weltkrieg über russischem Gebiet abgestürzt, hatte lange verwundet im

Lazarett gelegen, war dann in ein sibirisches Gefangenenlager verschleppt worden, dort unter unsäglichen Entbehrungen ausgebrochen und nach Hongkong geflohen, von wo er eine Schiffsüberfahrt nach Schweden bewerkstelligt hatte. Hier war er ansässig geworden und hatte sich mit Fleiß hochgearbeitet. „Ich bin ein Atheist", bemerkte er plötzlich wie in einem Nebensatz. „In Sibirien ist mir der Traum vom gütigen Gott abhandengekommen." Vom anstrengenden Vorlesungstag ermüdet, antwortete ich nichts darauf. Welches Recht hätte ich, die nie in einem sibirischen Gefangenenlager gewesen ist, auch gehabt, seine Äußerung zu kommentieren?

Schließlich erreichten wir über eine lange Meeresbrücke die Insel vor Göteborg, auf der mein Gastgeber ein Waldgrundstück mit einem hübschen schwedischen Blockhaus besaß. Wir betraten ein zauberhaftes Reich. Von der Eiszeit abgeschliffene runde Felsbrocken, mit Moos bewachsen, luden zum Sitzen unter dunklen Nadelgehölzen ein. Möwen zogen ihre Kreise über unseren Köpfen und die Wellen sangen leise im Hintergrund. Anmutig schmiegte sich das Holz des niedrigen Blockhauses in die Landschaft, von einem Gürtel honiggelber Blüten umrankt.

Als wir im Haus waren, zündete mein Gastgeber ein Öllämpchen über dem Esstisch an; eine Geste, die seltsam feierlich wirkte. Ich verstand sie jedoch erst, als wir nach einem exzellenten Mahl und einer freundlichen Konversation gemeinsam mit seiner Frau zum Aufbruch rüsteten. Da stellten sich die beiden Eheleute mit mir um den Tisch, fassten einander und mich an den Händen, sagten „Danke" und löschten das Öllämpchen wieder aus. „Es ist ein Ritual", murmelte mein Gastgeber beim Hinausgehen, „das ich eingeführt habe. Wer die grauenhafte Kriegs- und Nachkriegszeit ausgekostet hat und am Ende einen so herrlichen Platz auf Erden sein Eigen nennen darf, wie ich, dessen Herz quillt vor Dankbarkeit über ..."

Dieser feine alte Herr war tief religiös, er wusste es bloß nicht. Was ihm abhandengekommen war, war lediglich der Name des gütigen Gottes, zu dessen Ehre zu jeder von ihm im Blockhaus verbrachten Stunde das Öllämpchen glühte. Sein Grundvertrauen hatte Sibirien überlebt.

Die Geschichte zeigt ein Weiteres. Der schwedische Herr hat bei der Danksagung seine Frau und mich, eine Besucherin, *an der Hand* gefasst – Zeichen inniger sozialer Verbundenheit! Fährt er aber allein auf die Insel hinaus, genießt er sein zauberhaftes Reich genauso. Auch dann brennt das Öllämpchen und auch dann formen seine Lippen ein „Danke", bevor er es auslöscht. Lernen wir daraus, dass vertrauensvolle Menschen nicht nur gesünder leben, sondern auch harmonischer mit ihren Mitmenschen zusammenleben, und dass sie Einsamkeit besser aushalten als andere.

Es ist „bei Gott" kein schlechter Rat, das Grundvertrauen zu pflegen und zu erhalten. Logischerweise wird nicht für jedermann ein Öllämpchen das geeignete „Pflegemittel" sein, doch da der Mensch Symbole braucht, um Bindung und Rückbindung zu besiegeln, sollte sich jeder beizeiten *seine* Symbole suchen, über die er *seine* Gebete aussenden kann, mit oder ohne Namensadressat. Und nicht erst dann, wenn er am Durchdrehen ist ...

einmal richtig verzweifeln,
da betet man wieder.
du betest sonst nicht?
armer gott –
irrtum:
armer mensch.

Christoph Riedel[4]

5. Bewusstseinshorizont erweitern – im Blick das Zusammenhängende

Der mystische Weg soll den rationalen ergänzen, nicht ersetzen. Zur „Ratio" besteht heutzutage ein gespaltenes Verhältnis. Einerseits basiert jeglicher Fortschritt auf einem Informationsgewinn. Niemand zweifelt daran. Eltern drängen ihre Kinder zu qualifizierten Schulabschlüssen, Firmenvorstände drängen zur Umstellung auf Hochleistungstechnologie und virtuelle Riesenspeicher, Politiker drängen zur Sammlung und zum Austausch internationaler Datenbanken. Unsere Welt wird immer durchsichtiger und vernetzter.

Andererseits kriecht ein Erschrecken vor der nüchternen Rationalität hoch. Viele Leute sehnen sich nach Romantik, Ganzheitlichkeit, Natürlichkeit und Aussteigeidyllen. Das Tempo des Fortschritts beurteilen sie eher als bedrohlich. Dass sich unsere „Ratio" seit den Tagen der Steinzeit am stärksten entwickelt hat und trotzdem die Menschheit gegenwärtig in einem „Hexenkessel ohne Notausgang" sitzt, wie es ein bekannter Essayist der F.A.Z. einmal ausgedrückt hat, stimmt selbst naive Gemüter ernst.

Was da hilft, ist keine Verteufelung der „Ratio“, sondern eine „Paarung“ von „Ratio“ und „Sapientia cordis“, also *von Intelligenz und Herzensweisheit*. Eine „Paarung“, die, wenn sie zunehmend stattfände, uns die Überlegenheit des Humanen gegenüber den schnell denkenden und viel wissenden Computern neu erschließen würde, statt uns einer immer stärkeren Abhängigkeit von den Maschinen auszusetzen.

In dieser Perspektive kommt der menschlichen Sinnsuche besondere Bedeutung zu. Bewusste Sinnerkenntnis geht ja auf nichts weniger als auf exakt solch eine „Paarung“ zurück. Sie benötigt einen guten Reflexionsgrad bzw. eine Wachheit des Geistes, die durchaus reichhaltige Informationsaufnahme und -verarbeitung mit einbezieht. Je realitätsangepasster unsere konstruierten Ansichten sind, desto weniger Irrtümer unterlaufen uns aus purer Dummheit. Parallel dazu aber benötigt sie ein sicheres mystisch-sittliches Empfinden dessen, was über den verschiedenen Informationen und ihren Verwendungsmöglichkeiten blinkt: „grüne“, „gelbe“ oder „rote“ Lampen. Schließlich darf nicht alles, was machbar ist, gemacht werden ...

Die Forscher Covey und Sagan haben mit ihren Querschnittuntersuchungen voll bestätigt, was Frankl ein halbes Jahrhundert zuvor schon behauptet hat: Wer sich um Sinnerkenntnis bemüht, indem er gleichermaßen seine „Ratio“ und seine „Sapientia cordis“ trainiert und beweglich hält – ähnlich wie ein Sportler seine Glieder trainiert und beweglich hält –, schafft sich mit überdurchschnittlicher Häufigkeit Lebenssituationen, in denen alles fruchtbar gedeiht.

Freilich ist unser „Schaffen äußerer Umstände“ begrenzt. Aber man soll seine Auswirkungen auf unser Wohlergehen auch nicht unterschätzen. Wer den verkehrten Beruf ausübt, sich in einem ungünstigen Wohnort ansiedelt, sich in schlechter Gesellschaft aufhält, sein Geld fehlinvestiert und in der Freizeit die Energien am falschen Platz vergeudet, wird sich seelisch nicht stabilisieren, und bekäme er noch so geschickten therapeutischen Beistand. Die belastenden äußeren Misslichkeiten würden sein Wohlergehen ständig untergraben. Wer stattdessen „klug und weise“ handelt, was ständige Fortbildung in „Kopf und Herz“ verlangt, wird seine Umstände durch besonnene Taten positiv entlastend beeinflussen; was es ihm wiederum erleichtert, das Beste aus sich selbst herauszuholen.

Wir Menschen sind die Lebewesen, die sich kraft ihrer Geistigkeit selbst verändern können. Wir müssen nicht auf die Zufallsmutationen der Evolution warten. *In welche Richtung* wir uns allerdings verändern, liegt Alltag für Alltag bei uns. Sicher ist: Nur eine nie erlahmende Suche nach Sinn und Wahrheit kann uns auf einen Änderungskurs bringen, der an die scheinbar entschwundenen „Notausgänge aus dem (selbst gebrauten) Hexenkessel“, die uns persönlich und unserer Spezies vielleicht doch noch offenstehen, heranführt.

Ein Bild,
das lange in einem
Zimmer hängt,
hast du oft angeschaut,
kennst es
in allen Einzelheiten.

Ein Mensch,
mit dem du lange
zusammen lebst –
hast auch ihn oft angeschaut,
kennst ihn
mit allen Eigenschaften.

Das Bild
kannst du lange links hängen lassen;
es ändert sich nie.

Den Menschen
musst du stets beachten und neu sehen;
er ändert sich ständig.

Kristiane Allert-Wybranietz[5]

Die Sonnenseiten des Lebens bejubeln

Und wenn einmal gar keine Wolken (und auch keine seelischen Störungen) über den Himmel ziehen und die Sonne verdecken? Das gibt es natürlich auch. Sind dann sämtliche Depressionsanflüge vom Tisch? Leider ist Skepsis angebracht. Von Albert Schweitzer stammt das Bonmot: „Viele Menschen wissen, dass sie unglücklich sind. Aber noch mehr Menschen wissen nicht, dass sie glücklich sind."

Es ist eine Aufgabe der Psychotherapie, dafür zu sorgen, dass Menschen weniger unglücklich sind. In Anspielung auf das Schweitzer-Wort könnte man es allerdings als ihre faszinierende „Zweitaufgabe" bezeichnen, mitzuhelfen, dass glückliche Menschen begreifen, dass sie glücklich sind. Dabei mag überraschen, dass sich die „Zweitaufgabe" komplizierter gestaltet als die Hauptaufgabe. In der Praxis kann man leichter zehn Unglücklichen ihr Unglücklichsein mildern (und sei es bloß durch eine aufrichtige Anteilnahme an ihrem Schicksal), als einem einzigen Glücklichen verdeutlichen, wie gut es ihm geht.

Das kommt daher, weil nüchterne Tatsachen zwar oft an Leiderlebnissen ursächlich beteiligt sind, aber mit dem subjektiven Glücksgefühl des Menschen seltsam geringfügig zu tun haben. Zwischen erfreulichen Tatsachen und psychischer Hochstimmung besteht nicht die Parallelschaltung, die bestehen müsste; positive Gegebenheiten und Glück sind nicht das Zwillingspärchen, zu dem die Logik sie schmieden möchte. Nicht einmal das Fehlen von unerfreulichen Tatsachen einerseits und Glücksgefühl andererseits sind Brüder, obwohl

Frankl im Rückblick auf seine furchtbaren Jahre im KZ sehr weise definiert hat: „Glück ist, was einem erspart bleibt."[6] Demjenigen, dem nicht bewusst ist, was ihm alles bisher erspart geblieben ist, nützt diese Definition wenig.

Im Folgenden seien drei ehemalige Patienten von mir vorgestellt, denen nichts abging, außer – glücklich zu sein.

Beispiel Angelika

Die erste Patientin ist Angelika. Welche Tatsachen fügten sich zu ihrem Lebenspuzzle zusammen?

Sie war 27 Jahre alt und gesund. Sie war seit ihrem 20. Lebensjahr verheiratet und hatte zwei gesunde Kinder im Alter von sechs und vier Jahren. Sowohl die Eheschließung als auch die Geburt der Kinder waren ihr eigener Wunsch gewesen. Ihr Ehemann hatte einen krisenfesten Beruf mit gutem Einkommen; er war anständig und treu. Die Familie bewohnte ein renoviertes Fachwerkhaus mit Vorgarten in einer ländlichen Gegend, wobei auch dies ursprünglich der Wunsch der Frau gewesen war, die aus bäuerlichen Kreisen stammte. Es standen zwei Autos in der Garage, wodurch Angelika tagsüber mobil war, wenn ihr Mann mit seinem Wagen zur Arbeit gefahren war. Das ältere Kind, ein Bub, ging halbtags in einen Kindergarten, das jüngere, ein Mädchen, sollte in wenigen Monaten ihren Bruder dorthin begleiten. Dann wollte Angelika, die eine Ausbildung zur Zahnarzthelferin besaß, an drei Vormittagen pro Woche in der Praxis des örtlichen Zahnarztes mitarbeiten, wodurch sie „mehr unter die Leute kommen würde". Auch war es ihr gelegentlich möglich, die Kinder bei den Großeltern abzuladen, um ein paar Stunden ausreiten zu können, was ihre Leidenschaft war.

So viel zu den nüchternen Tatsachen. Betrachten wir jetzt die innere Verfassung der jungen Frau, als ich sie kennenlernte. Sie war aggressiv, mürrisch, gereizt, unzufrieden. Den Großeltern, ihren Schwiegereltern, warf sie vor, sie würden sie nicht genügend akzeptieren. Dem Ehemann warf sie vor, er würde sie im Haushalt nicht ausreichend unterstützen. Wenn er abends zufällig einen Blick in die Waschmaschine warf und darin noch Wäsche vorfand, die darauf wartete, aufgehängt zu werden, tobte sie und schleuderte ihm die nassen Wäschestücke vor die Füße. Sie sei nicht seine Bedienerin, schrie sie ihn an. Den Kindern warf sie vor, sie würden sie keine Minute in Ruhe lassen; ständig würden sie an ihr zerren und ihr die letzten Kräfte auslaugen. Angelika klagte über Schlappheit, Lustlosigkeit, Überforderung, Widerwillen gegenüber den Haushaltspflichten und das massive Gefühl, ihr Leben zu versäumen. Am liebsten würde sie weit weg fahren und nie mehr zurückkommen. Bei jedem Ausritt packte sie eine solche Sehnsucht nach dem Davonlaufen, dass sie hemmungslos in sich hineinschluchzte. Nachts träumte sie halbwach von fremden Abenteurern, die sie wild begehrten und entführten auf Nimmerwiederkehr.

Beispiel Hermann

Nicht besser ging es dem zweiten Patienten, einem Mann namens Hermann. Sammeln wir vorerst wieder die Tatsachen, die seine Lebenssituation charakterisierten. Er war 25 Jahre alt und gesund. Zu seinen Eltern bestand seit jeher eine enge Beziehung und er wusste, dass er nahezu alles von ihnen haben konnte, was er wollte. Vor zwei Jahren hatten sie ihm eine Fernostreise finanziert, vor einem Jahr einen Tramperurlaub in den USA. Auch eine Wohnung hatten sie ihm eingerichtet. Hermann studierte noch, doch war sein Studium, was die Prüfungen anlangte, abgeschlossen. Es fehlte nur noch die Niederschrift seiner Diplomarbeit, die sich mit einem politischen Thema, das er sich selbst ausgesucht hatte, beschäftigte. Sein dafür zuständiger Professor hatte ihm angeboten, zur Materialerhebung für diese Arbeit in einem bekannten Wissenschaftsinstitut zu praktizieren, und hatte ihm den Weg dazu geebnet. Freunde hatten ihn vor Antritt dieses Praktikums zu einem Segeltörn in der Ostsee eingeladen. Einer der Freunde besaß ein eigenes Segelboot und war bereit, Hermann in die Künste des Segelns einzuweihen. Der Vater von Hermann hatte daraufhin die Bemerkung fallen lassen, dass – falls Hermann das Segeln gefiele – dieser zum Abschluss seines Diploms auch mit einem eigenen Segelboot rechnen könne.

So viel zu den nüchternen Tatsachen, denen die innere Verfassung von Hermann in keiner Weise entsprach. Hermann war unruhig, nervös, unentschlossen, träge und faul. Weder das Segeln-Erlernen noch das Hineinschnuppern in den Betrieb eines Wissenschaftsinstitutes konnten ihn im Geringsten locken. Die Diplomarbeit auszuformulieren erschien ihm wie ein Alptraum. Die Politik, das Fach seiner Wahl, ödete ihn an; eine berufliche Zukunft konnte er sich damit nicht vorstellen. Auch das Herumreisen in der Welt gab ihm nichts mehr, wie er sich ausdrückte, und die Eltern mit ihrer fürsorglichen Besorgtheit konnten ihm „gestohlen bleiben“. Er vertrödelte viel

Zeit im Bett, vernachlässigte seine Wohnung und stieß seine Freunde vor den Kopf. Nachts zog er durch Diskotheken, hockte an Bartischen, sprach Mädchen für Kurzliaisonen an. Jedwede Bindung an irgendetwas war ihm ein Greuel, jede Verpflichtung ein Horror; seine Zeit verrann im Provisorium.

Beispiel Wolfgang

Damit nicht fälschlich der Eindruck entsteht, nur junge Menschen seien für solch merkwürdige „Glücksabsenzen“ anfällig, hier noch die Beschreibung eines dritten Patienten: Wolfgang. Er war 47 Jahre alt und niedergelassener Internist. Seine Arztpraxis lag in einer gepflegten Wohngegend einer Großstadt und hatte regen Zulauf. Die Familienverhältnisse von Wolfgang waren geordnet. Seine Frau war eine stille, angenehme Kameradin, die – selbst berufstätig – immer ein Auge zudrückte, wenn ihr Mann Überstunden machte bzw. abgespannt heimkam, und ihn dann mit partnerschaftlichen Erwartungen verschonte. Sein 18-jähriger Sohn war ziemlich selbständig und arbeitete in einer Bank. Von Wolfgangs Eltern lebte noch sein 70-jähriger Vater, der recht rüstig war und der Familie kaum zur Last fiel. Da niemand in der Familie größerem Luxus frönte, blieb viel Geld übrig, was es Wolfgang erlaubte, sich zeitweise beruflich für einige Monate vertreten zu lassen, um an Ausgrabungsexpeditionen teilzunehmen, einem alten Hobby von ihm. In seiner Jugendzeit hatte er nämlich lange zwischen Medizin und Archäologie hin und her geschwankt, bis schließlich der einträglichere Arztberuf den Sieg davongetragen hatte. Jetzt konnte er beides miteinander verknüpfen.

So weit die nüchternen Tatsachen, denen Wolfgangs Seelenleben gegenüberzustellen ist. Er hegte Selbstmordgedanken. Seit zwölf Jahren schon besuchte er regelmäßig psychotherapeutische Gruppenstunden, ohne davon an Lebensqualität zu profitieren; aber damit aufzuhören, fürchtete er sich auch. Sein zentrales Problem war die Nichtbewältigung eines vermeintlichen Zukurzkommens. Die Patienten, die er behandelte, seien nicht anhänglich genug, die Familienmitglieder liebten ihn nicht genug, sein Vater sprach nicht häufig genug mit ihm, niemand interessierte sich ausreichend für seine Wünsche und Bedürfnisse. Seine sexuelle Libido sei ohne Elan, sein Männlichkeitsgefühl angeknackst, seine Genussfähigkeit eingeschränkt, sein Leben unwert, gelebt zu werden. Die Aussicht auf das heranrückende Alter und auf stetig abnehmende körperliche und psychische Funktionalität erschrecke ihn maßlos. Lieber würde er sogleich sein freudloses Leben wegwerfen ...

Das also waren Angelika, Hermann und Wolfgang, und wer glauben sollte, sie seien seltene Ausnahmeexemplare gewesen, der irrt sich. Diese drei Personen waren drei von acht neuen Patienten, die in ein und derselben Woche zu mir um Rat und Hilfe gekommen sind! Ob ihnen zu raten und zu helfen war, sollen die Leserinnen und Leser auf einem Umweg erfahren. Ich möchte nämlich zunächst nach der tieferen Wurzel des beschriebenen Übels fahnden. Was bietet die psychologische Fachliteratur dazu an?

Merkwürdigerweise gibt es kaum empirische Studien zum Phänomen der Dankbarkeit. Es ist an den Universitäten nicht aufgefallen, dass es sich hierbei um ein unverzichtbares Phänomen handelt, das die tragische Struktur des Daseins (und nicht nur menschlichen Daseins) im Bewusstsein präsent hält. Schleichend kam es zu einer Art *Bewusstseinstäuschung* in unserer modernen Gesellschaft. Inzwischen werden Krankheiten, Unfälle, Leid und Tod als „lästige Betriebsstörungen" verstanden, über die man sich zu Recht empören könne, wenn sie geschehen. Die Folge ist, dass unzählige Menschen auf der Sonnenseite des Lebens wahrhaftig nicht mehr wissen, dass ihre Bedingungen „sonnige" sind. Deshalb existiert für sie kein Grund, sich zu freuen, dankbar und glücklich zu sein. Das Gnadenvolle an ihren Lebensbedingungen ist für sie das Selbstverständliche, das gar keiner Erwähnung oder Gefühlsregung wert ist. Es hat einfach so zu sein, wie es ist. Aber – wenn es so ist, wie es ist, hat das Leben keine Würze, keinen Geschmack, es ist schal und leer.

Hier wurde die Psychologie aufmerksam. „Flaues Lebensgefühl"? Hypothetische Erklärungen schossen aus dem Boden. Ihnen gemäß könnte sich bei Angelika, die früh geheiratet und Kinder bekommen hat, ein ungestillter Nachholbedarf an ungebundenem Die-Jugend-in-vollen-Zügen-genießen-Wollen zur vorliegenden Problematik zusammengeballt haben. Hermann wiederum, der sich mit dem Thema seiner Diplomarbeit und dem näher rückenden Berufsziel einer politischen Laufbahn nicht identifizieren kann, könnte in eine Identitätskrise geraten sein. Wolfgang schließlich befindet sich, am Höhepunkt seiner stressvollen Karriere und vom eintönigen Familienleben ermüdet, offensichtlich in einer typischen Midlife-Crisis. Aber: Reichen solche Erklärungen aus, um die Riesenkluft zwischen den uneingeschränkt positiven Tatsachen im Leben der drei genannten Personen und den erschütternd negativen Zuständen ihres Seelenlebens zu begründen? Doch kaum! Wieso wirkt sich das vorhandene Intakte und Heile nicht heilend auf Nachholbedarf, Identitätskrise und Midlife-Crisis aus? Es ist, als wäre das Heile gar nicht vorhanden, weder in den Theorien der psychologischen Abhandlungen noch im Bewusstsein der betroffenen Menschen.

Blättern wir jetzt im Franklschen Schrifttum nach, und zwar in jenem persönlichen Erfahrungsbericht, in dem er die Definition: „Glück ist, was einem erspart bleibt" niedergelegt hat. Gibt es darin eine Buchstelle, in der die Dankbarkeit zur Sprache kommt? Es gibt sie, und zwar in einem Kapitel mit der Überschrift: „Nach der Befreiung aus dem (KZ-)Lager". Liest man sie, denkt man unwillkürlich an das heute häufig zitierte „Posttraumatische Stresssyndrom" (PTS), das bei Überlebenden von Flugzeugabstürzen, Brandkatastrophen etc. und bei allen Personen, die einen schweren Schock oder eine Phase immenser Belastung hinter sich haben und ins normale Leben nicht mehr zurückfinden, diagnostiziert wird. Läge in der genannten Buchstelle vielleicht die Lösung zur Überwindung des PTS verborgen? Da steht geschrieben:

„Dann gehst du eines Tages, ein paar Tage nach der Befreiung, übers freie Feld, kilometerweit, durch blühende Fluren einem Marktflecken in der Umgebung des Lagers zu; Lerchen steigen auf, schweben zur Höhe, und du hörst ihren Hymnus und ihren Jubel, der da droben im Freien erschallt. Weit und breit ist kein Mensch zu sehen, nichts ist um dich als die weite Erde und der Himmel und das Jubilieren der Lerchen und der freie Raum. Da unterbrichst du dein Hinschreiten in diesen freien Raum, da bleibst du stehen, blickst um dich und blickst empor – und dann sinkst du in die Knie. Du weißt in diesem Augenblick nicht viel von dir und nicht viel von der Welt, du hörst in dir nur einen Satz, und immer wieder denselben Satz:

‚Aus der Enge rief ich den Herrn, und er antwortete mir im freien Raum.‘ – Wie lange du dort gekniet hast, wie oft du diesen Satz wiederholt hast – die Erinnerung weiß es nicht mehr zu sagen ... Aber an diesem Tage, zu jener Stunde begann dein neues Leben – das weißt du. Und Schritt für Schritt, nicht anders, trittst du ein in dieses neue Leben, wirst du wieder Mensch.“[7]

Wenden wir uns, die obige Buchstelle im Gedächtnis, nochmals Angelika, Hermann und Wolfgang zu. Sie sind zwar nicht posttraumatisch gezeichnet, sondern eher von noogenen Depressionen gestreift. Dennoch: Stellen wir uns diese drei Personen bei einem Spaziergang über ein freies Feld vor. Stellen wir sie uns vor, wie sie dem Gesang der Lerchen lauschen, wie sie ihr Herz der Weite ringsum öffnen, wie sie stehen bleiben, um sich blicken, als würden sie plötzlich erwachen, und auf die Knie sinken in Dankbarkeit – und wie sie nach einer unbestimmten Zeit, von der die Erinnerung nichts weiß, eintreten in ein neues Leben, Schritt für Schritt, wieder Mensch werden. Ist das nicht ein wunderschönes Bild? Wäre das nicht ihre Genesung? Was aber hindert sie daran? Es hindert sie daran das nicht erlebte Grauen – eine makabre Feststellung! –, das nicht erlebte Lager, um auf den Franklschen Text Bezug zu nehmen. Sie haben niemals aus der Enge gerufen und also keine Antwort vernommen im freien Raum.

Wie kann man da helfen?

Eines ist gewiss: Es ist ihnen nicht zu wünschen, dass sie das Grauen kennenlernen mögen. Obwohl spitze Zungen hin und wieder behaupten, manch einem müsste es nur schlecht genug gehen, dann würde er sich schon „berappeln“, kann dennoch eine therapeutische Hoffnung nicht in einer Art „Verordnung von Schmerz“ fußen. Auch wirken aufrüttelnde Schmerzen einzig und allein dann, wenn das Leben sie „verordnet“; uns

Heilberuflern stehen solch drastische Mittel nicht zu. Wir wollen und dürfen niemandem ein schlimmes Schicksal wünschen. Allerdings können wir einen Kunstgriff anwenden, indem wir unseren Patienten das schlimme Schicksal, das ihnen aus eigener Erfahrung fremd ist, *im Konjunktiv bewusst machen*. Weil dies eine erstaunlich ergiebige Methode zur „Glücksrückgewinnung" ist, sei sie hier erläutert und zur Nachahmung empfohlen.

Der Konjunktiv ist bekanntlich die Aussageweise der Vorstellung. Er spricht von dem, was *sein könnte* oder *hätte sein können*, falls andere Umstände *gewesen wären*. Wenn es nun stimmt, dass zwischen positiven Tatsachen und Glück eine dürftige Korrelation besteht (wie angedeutet), aber zwischen negativen Tatsachen und Leid eine durchaus intensive Verbindung herrscht, dann – so der Kunstgriff – muss ein inneres Revue-passieren-Lassen möglicher negativer Tatsachen, die auch alle *sein könnten* oder *gewesen hätten sein können*, in der Fantasie eines Menschen eine hinreichende Vorstellung von Leid erwecken, welches ihm de facto erspart geblieben ist.

Diese These hat sich in der Praxis bestätigt. Wo immer ein erfreuliches Schicksal irrtümlich für selbstverständlich genommen und nicht entsprechend geschätzt wird, kann die Regeneration seiner Wertschätzung über die Bewusstmachung eines konträren, also bedauerlichen Schicksals „im Konjunktiv" eingeleitet werden. Erst die Wahrnehmung des Kontrastes zwischen Möglichem und Tatsächlichem – mit eindeutiger Bevorzugung des Tatsächlichen! – enthüllt den Wert des Tatsächlichen, das auf einmal keineswegs mehr selbstverständlich erscheint.

Zur Bewusstmachung des negativen Schicksals „im Konjunktiv" begibt man sich in entspanntem Zustand, z. B. mit geschlossenen Augen auf einem Bett liegend, in eine unwirkliche („imaginierte") Lebenslandschaft. Um etwaigem Aufkommen von Ängsten vorzubeugen, verlegt man die Landschaft am besten in die eigene Lebensvergangenheit, von der man bereits sicher weiß, dass sie anders, eben günstiger, verlaufen ist. Nicht Zukünftiges, sondern nicht stattgefunden-habendes Vergangenes wird vor das innere Auge gerufen – immerhin Vergangenes, das jederzeit *auch so* hätte stattfinden können.

Beispiel Angelika – Fortsetzung

Im Beratungsgespräch habe ich Angelika instruiert, sich auf folgenden Gedankenflug einzulassen:

Sie sei nicht 27, sondern erst 22 Jahre alt. Ihr Sohn sei schon geboren, eine Tochter habe sie noch nicht. Gestern sei sie mit dem Einjährigen bei einer ärztlichen Routineuntersuchung gewesen und habe erfahren, dass ihr Sohn an einem angeborenen Herzfehler leide und in Lebensgefahr schwebe. Zwar gäbe es eine aufwendige Operationsmöglichkeit, die ihn retten könne, aber Garantien für ein Gelingen lägen nicht vor. Er könne bei der Operation auch sterben. Gestern Abend habe sie, noch ganz unter dem Schock des Erfahrenen, mit ihrem Gatten darüber sprechen wollen, doch sei dieser kurz angebunden gewesen. *Sie* habe das Kind gewollt und nicht *er*; jetzt müsse *sie* die Entscheidung treffen. Außerdem sei er nicht bereit, viel Geld in eine strittige Operation zu investieren.

Ich bat Angelika, sich vorzustellen, sie gehe in diesem Moment, ihren kleinen Sohn im Kinderwagen vor sich herschiebend, einen langen, einsamen Feldweg entlang und sinne nach.

Was sieht sie in der anskizzierten Lebenslandschaft? Was geht in ihr vor?

Anfangs war meine Patientin ganz „Rebellion". Freilich werde sie ihr Kind operieren lassen. Dazu brauche sie keinen Mann, der ihr sage, was zu tun sei. Allmählich wurde sie kleinlauter. Das nötige Geld müsse sie trotzdem von ihm erbitten. Mit einem kranken Kleinkind zu Hause könne sie auf absehbare Zeit nichts verdienen ... Nachstehend ein Ausschnitt aus ihrer Imagination:

> *„Ich gehe langsamer. Der Feldweg scheint kein Ende zu haben, als führe er zu keinem Ziel. Wenn ich meinen Sohn anschaue, der fröhlich und ahnungslos im Kinderwagen zappelt, packt mich der Drang, ihn herauszunehmen und an meine Brust zu drücken. Fest und noch fester, als könnte ich ihn damit schützen vor dem, was auf ihn zukommt. Ja, ich nehme ihn heraus und setze mich mit ihm unter einen Baum am Waldesrand. Mein Gott, ist es schwül, mir rinnt der Schweiß von der Stirn in die Augen. Das Kind wird plötzlich so ruhig – ist das schon eine beginnende Schwäche seines kleinen Körpers? Oder merkt es einfach, wie mir zumute ist? Nein, es schläft ein, und auch ich bin müde. Ich kann nicht mehr denken, alles dreht sich wie in einem schwankenden Karussell. Ich möchte schlafen, abschalten, mit meinem Sohn im Arm unter diesem Baum liegen bleiben ..."*

Drei Wochen später erzählte mir Angelika, dass sich die Szene mit dem Baum am Waldesrand inzwischen realisiert habe. Bei einem gemeinsamen Wochenendausflug habe sich ihr Ältester beim Radfahren derart verausgabt, dass er mit dem Kopf auf ihrem Schoß eingeschlafen war, während ihr Mann mit der Tochter noch Ball spielte. Das friedlich schlafende Kindergesichtchen betrachtend, seien in ihr die Bilder hochgestiegen, die wir bei unserem letzten Gespräch miteinander beschworen hatten, und ein nie gekanntes warmes Gefühl sei über sie gekommen. Sie beschrieb es als „Sehnsucht nach dem Dableiben" – *da*, bei ihren zwei gesunden Kindern und ihrem Ehemann, der gerade mit der Kleinen herumtollte, ganz seiner Familie verbunden und zugetan. Sehnsucht nach dem Dableiben statt Sehnsucht nach dem Davonlaufen! Die Wirkung der Dankbarkeit für ein positives Schicksal hatte bereits eingesetzt.

Beispiel Hermann – Fortsetzung

Hermann erhielt seiner Situation gemäß eine andere Instruktion. In entspanntem Zustand sollte er sich ebenfalls ins Alter von 22 Jahren zurückversetzen. Zu diesem Zeitpunkt sei in einem NATO-Land Krieg ausgebrochen und Hermann erwarte jeden Tag seinen Einberufungsbefehl. Er wisse, dass er sich dem Wehrdienst nicht entziehen könne, weil der Ernstfall, an den er nie recht geglaubt hatte, eingetreten sei. Eine politische Lösung sei nicht in Sicht. Hermann befinde sich auf dem Weg zu seinen Eltern, die in heller Aufregung sein würden. Er schlendere durch eine Einkaufsstraße, um ein „Abschiedsgeschenk" für sie zu besorgen. Was sieht er, was empfindet er dabei? Was geht in ihm vor?

Hermann reagierte anfangs genauso rebellisch wie Angelika. „Was geht mich der Scheißkrieg an?", schimpfte er. „Die sollen sich einen anderen als Kanonenfutter suchen!" Auch sein Gefühlsausbruch verebbte rasch. Es sei nicht leicht, zu desertieren, überlegte er. Man müsse unbemerkt ins Ausland gelangen, doch im Kriegsfall sind überall strengste Grenzkontrollen. Ohne finanziellen Nachschub aus der Heimat kommt man im Ausland nicht weit. Und das abgebrochene Studium? Die Eltern würden sich zu Tode grämen. Was soll da ein Abschiedsgeschenk? Hier ein Ausschnitt aus seiner Imagination:

> *„Ich stehe vor einem Schaufenster und starre hinein, aber ich nehme nichts wahr. Soll ich mich stellen, soll ich in den Krieg ziehen? Vielleicht komme ich als dekorierter Soldat zurück. Vielleicht komme ich nicht zurück. Wofür überhaupt kämpfen? Für die Chance eines fragwürdigen Heldentums? Ich weiß zutiefst: Ich bin kein Held. Was bin ich sonst? Wer bin ich? Ich kann doch nicht fallen, bevor ich herausgefunden habe, wer ich bin?"*

Als mich Hermann nach diesem Gespräch verließ, war er merklich mitgenommen. Das negative Schicksal „im Konjunktiv" war nicht spurlos an ihm vorübergegangen, und ich erwog im Nachhinein, ob ich ihn zu hart angefasst hatte. Bei unserem nächsten Gespräch überraschte er mich jedoch mit der Mitteilung, dass er sich in dem von seinem Professor vorgeschlagenen Wissenschaftsinstitut angemeldet hatte. Er würde das Praktikum sogar früher als geplant antreten. „Wieso diese Eile?", fragte ich neugierig. „Ich habe die Politik als Gegenstand meines Interesses wiedergefunden", antwortete er mir ernst, „und möchte mein Studium vorantreiben. In jüngster Zeit gefällt mir der Gedanke, mich vielleicht in ferner Zukunft bei der UNO zu bewerben. Eine Mitarbeit dort würde mich reizen und mir eine Kombination meiner Reiseambitionen mit meiner politischen Karriere erlauben." Als er von der UNO sprach, wurde ich aufmerksam. Stand etwa die Idee, dass nur eine bedachtsame Politik militärische Auseinandersetzungen verhindern kann, in Verbindung mit seiner durchlebten Einberufung zum Wehrdienst „im Konjunktiv“? Wie dem auch sei, Hermann war aktiv dabei, zu entdecken, wer er ist und noch werden kann.

Beispiel Wolfgang – Fortsetzung

Bei Wolfgang war es am schwierigsten, eine adäquate Instruktion zu entwickeln. Es stand zu befürchten, dass nahezu jedes vorgestellte negative Schicksal seine Selbstmordtendenz anfachen könnte. Wir brauchten ein negatives Schicksal mit Herausforderungscharakter, bei dem er nicht einfach würde kapitulieren wollen. Ich wählte einen Zeitpunkt am Anfang seiner ärztlichen Laufbahn vor ca. 18 Jahren und bat ihn, sich vorzustellen, es sei ihm ein Kunstfehler unterlaufen. Eine Patientin, der er ein bestimmtes Medikament verordnet habe, sei an einer Medikamentenunverträglichkeit gestorben. Er hätte dies durch vorherige Labortests verhindern können. Wegen der gerichtlichen Untersuchung sei seine Praxis vorläufig geschlossen. Dadurch sei er zur Untätigkeit verurteilt und müsse sich auf einen unangenehmen Prozess gefasst machen. Wolfgang sitze gerade an seinem Schreibtisch zu Hause und arbeite eine Verteidigungsstrategie aus, obwohl er ehrlicherweise wisse, dass bei allem, was zu seinen Gunsten spräche, dennoch die Schuld bei ihm verbleibe. Was spielt sich in seinem Herzen ab, während er – mit sich allein – am Schreibtisch sitzt?

Wolfgang rebellierte keineswegs. Lange Zeit rührte er sich nicht. Als er schließlich sprach, war seine Stimme heiser und belegt. Das sei das Grässlichste, was ihm passieren könne. Diese Schande, diese Last auf seinem Gewissen! Dagegen verblasse jede andere Herabsetzung seiner Person. Überhaupt könne, wenn er es richtig bedenke, niemand ihn mit Fug und Recht herabsetzen; aber ein eigener ärztlicher Fehler mit Todesfolge – wie solle er damit leben? Damit wolle er weder leben noch sterben, nicht als Arzt-Versager. Er versank in Schweigen. „Was sehen Sie jetzt?“, fragte ich, um ihn nicht zu früh aus seiner Imagination zu entlassen. Da sagte er zu meiner Überraschung:

„Ich sehe mich ein Gelübde ablegen. Ich gelobe, falls ich meine Praxis weiterführen darf, ein gewissenhafter Arzt zu sein und meine Patienten sorgfältig zu behandeln. Nie mehr soll mir ein solcher Fehler unterlaufen.“

Nachdem ich Wolfgang in die Gegenwart zurückgeholt hatte, konnte ich es mir nicht verkneifen, ihn zu fragen, ob er in Wirklichkeit einmal einen gravierenden ärztlichen Fehler begangen habe. Er lächelte mich an, und es war das erste Mal, dass ich ihn lächeln sah. „Nicht dass ich wüsste“, antwortete er, „das Gelübde, das ich soeben abgelegt habe, halte ich bereits seit zwei Jahrzehnten.“ „Dazu gratuliere ich Ihnen!“, rief ich spontan aus. „Ja“, nickte er, weiterhin lächelnd, „dazu kann ich mir direkt selbst gratulieren.“ „Je älter Sie werden“, nahm ich den Faden nochmals auf, „desto länger wird Ihr Gelübde gehalten haben, desto länger werden Sie ein gewissenhafter Arzt gewesen sein, und desto mehr Grund werden Sie haben, sich zu Ihrem Leben zu gratulieren.“

Es schien, als spränge das Lächeln von seinen Lippen auf seine Seele über ... „Dieser Gedanke hilft mir ungemein“, beteuerte mir Wolfgang beim Abschied; derselbe Wolfgang, der zu Beginn unseres Gesprächs gemeint hatte, das Älterwerden und der Verlust an körperlicher und psychischer Funktionalität erschrecke ihn dermaßen, dass er lieber gleich dahinscheiden würde.

Verlassen wir damit Angelika, Hermann und Wolfgang in der Hoffnung, dass sie seither „Schritt für Schritt, nicht anders, in ein neues Leben eingetreten und wieder Mensch geworden sind“, wie es im Frankl-Text heißt, und schauen wir zusammenfassend einem Stück Wahrheit ins Gesicht. Ein positives Schicksal kann nicht bestellt und nicht geordert werden, sondern ist eine absolut unverdienbare Segnung der Art, über die Zenta Maurina einst geschrieben hat:

> *„Es gibt Lichtaugenblicke, die das ganze Leben überstrahlen; Oasen, die den Durst langer gemeinsamer Wüstenwanderungen stillen. Wer sie vergisst, war nicht wert, ihnen zu begegnen und wird sie nie wieder finden.“*[8]

Es ist wirklich seltsam: Der gestillte Durst wird vergessen. Vergessen wird, wer ihn gestillt hat. Mehr noch: *Sobald man hat, was man wollte, will man es viel weniger als zu der Zeit, bevor man es hatte.* Ein berühmter Skispringer hat einst nach einem schweren Unfall mit nachfolgenden Teillähmungen einem Reporter gegenüber geäußert: „Ich möchte bloß wieder gehen können!“ Ein halbes Jahr nach seiner völligen Rehabilitation sagte er in einem Interview: „Ich möchte in der nächsten Saison auf dem Siegerpodest stehen.“ Er sagte nicht: „Ich bin unaussprechlich froh, wieder gehen zu können.“

Die Dankbarkeitsvergessenheit steckt in uns allen. Ständig sind wir in Gefahr, es gleichsam jener Dame nachzumachen, die beim Frühstück ihren Mann anspricht: „Egon, heute können wir endlich die Fotos von unserem Urlaub abholen! Ich bin ja so gespannt, wo wir überall gewesen sind!“ Nur dass es im

Nachhinein unseres Lebens keine Fotoschau unserer Sonnen- und Sternstunden geben wird. Jubeln wir deshalb, wann und wo immer wir Grund zum Jubeln haben! Jubilieren wir wie die Lerchen in der Höhe, die, wenn sie heute glücklich sind, dem Gestern nichts nachtragen und sich vor dem Morgen nicht grämen.

In unserer psychologischen Zunft herrscht eminente Angst vor Schönfärberei. Verdrängten Seelenschmerz schonungslos aufzudecken, um neurotischen Schaden abzuwenden, ist geradezu ein Paradigma. Dies ist nicht falsch – aber nicht genug. Ich bin überzeugt, dass auch die „Hässlichfärberei" zu fürchten ist. Denn sie verdeckt die glanzvollen Facetten unseres Lebens, die mitten im gewohnten Alltagstrott wie Juwelen leuchten, und um die es ewig schade wäre, würden wir sie übersehen.

Rita Malcomess, eine liebe Kollegin von mir, brachte mir vor Jahren ein Foto aus ihrem Urlaub mit. Das Bild zeigte einen winzigen Ausschnitt aus der mit Stacheldraht markierten syrisch-israelischen Staatsgrenze auf den Golanhöhen nahe dem syrischen Ort Kuneitra. Es symbolisierte, was Menschen einander Grausames antun. Doch es zeigte unendlich viel mehr. Mitten unter dem Stacheldraht blühte eine weiße Blume. Sie verwies auf die Unschuld, den Frieden, die Reinheit der Schöpfung – Werte, die zwischen den spaltenden Drähten unbeirrt blühen. Sie wirkte lebendiger als rostendes Metall und verheißungsvoller als Völkerhass. Mit ihrem unbefleckten Kleid glich sie einer Botschafterin der Hoffnung.

Wie prachtvoll mag „die weiße Blume" erst auf den Feldern und Fluren unzerteilter Natur blühen, dort, wo Menschen einander verstehen und ohne Furcht leben können! Wir sollten sie andächtig suchen und finden, nicht nur im Drahtverhau, sondern auch im von der Sonne beschienenen Gärtchen vor unserer Haustüre!

Die Nachtseiten des Lebens durchstehen

In Abständen verhüllt die Sonne ihr Antlitz und es wird nicht nur schaurig finster wie unter einer heranrückenden Wolkenwand, es wird schlichtweg Nacht. An der Problematik von Leid, Schuld und Tod, der „tragischen Trias" im menschlichen Leben (Frankl) kommt niemand vorbei – und jeder steht sie anders durch. Die gestalterische Variabilität, die uns bei sämtlichen Kreaturen entgegentritt, hat sich im Menschen besonders kondensiert. Von denselben Eltern, mit ähnlichem Erbgut ausgestattet und von ähnlichem Erziehungsstil geprägt, entspringen höchst unterschiedliche Nachfahren. Jedes Kind nimmt im Erwachsenwerden seinen Lebenslauf in die eigene Hand. Analog durchsteht es die „tragische Trias", die ihm auf den Fersen klebt, auf seine persönliche Weise. Es scheitert seelisch daran oder es wächst geistig daran, beides liegt – nicht an seiner Vorgeschichte, sondern – in seinem jeweils noch vorhandenen Freiraum. Frankl hat einmal geschrieben:

> *„Wollte man den Menschen definieren, dann müsste man ihn bestimmen als jenes Wesen, das sich je auch schon frei macht von dem, wodurch es bestimmt ist; jenes Wesen also, das alle seine Bestimmtheiten transzendiert, indem es sie überwindet oder gestaltet, aber auch noch während es sich ihnen unterwirft."*[9]

Auf der Basis obiger Definition wollen wir nach Perspektiven suchen, die das geistige Wachsen an der „tragischen Trias“ und insbesondere an einer dräuenden Todesnähe eher anschieben und das seelische Scheitern an ihr eher stoppen. Es sind (wie könnte es anders sein?) *Sinnperspektiven*. Der elende, verstümmelte, todkranke Mensch ringt mit Ungeheuerlichkeiten, deren Sinn er nicht begreifen kann. Warum er? Warum jetzt? Warum derart brutal? Wofür hat er bisher geschuftet? Wofür lohnt es sich, weiter zu kämpfen? Sein existentieller Boden wankt. Leicht kann er ins Bodenlose abstürzen, in den Glauben an ein absurdes Chaos, dem er ohnmächtig ausgeliefert ist und dessen Strudel ihn in die Tiefe reißt. Was hält ihn, was trägt ihn noch? Die Religion? Gut, wenn sie es tut. Gut, wenn dem sich ihm aufdrängenden Glauben an ein absurdes Chaos ein Glaube von metaphysischem Rang entgegengesetzt werden kann.

Doch nicht jeder Mensch hat Zugang zu dieser Quelle des Trostes. Hier kann die Philosophie als Lebenshilfe „einspringen“ und Argumente anbieten, die den wankenden Boden der Existenz wie Pfeiler abstützen, auf dass der leidende Mensch den Mut fasst, sein Schicksal in Würde anzunehmen. Vier solcher „Stützpfeiler“ sollen im Folgenden erörtert werden.

1. Gelassen und flexibel bleiben

Eine Voraussetzung der Verzweiflung haben wir bei der Besprechung der Depressionen bereits kennengelernt, nämlich die Vergötzung[10]. Wer sein Herz an ein einziges Einsatzgebiet oder an ein einziges Wertobjekt hängt, infiltriert sich selbst mit

Verzweiflungsanfälligkeit. Denn bekanntlich ist alles Irdische verlierbar, und wird es verabsolutiert, also aus seiner relativen Gültigkeit und Wichtigkeit herausgebrochen und zum Alleinseligmachenden deklariert, dann steht und fällt mit ihm Wohl und Wehe dessen, der es verabsolutiert hat. So endet zum Beispiel eine überzogene Arbeitswut schnell bei unerträglich öden Sonntagen und einem Totalkollaps im Ruhestand. Klammerbeziehungen symbiotischer Natur wiederum hinterlassen im Trennungs- oder Todesfall Trauernde, die aus ihrer Trauer nie mehr auftauchen, weil sie in einer reaktiven Depression versunken sind. Und unter den Mammonanbetern ist der Suizid die übliche Antwort auf Börsenkräche und Wirtschaftsflauten. Das heißt, je höher etwas Irdisches zum Himmel gehoben wird, solange es sich noch in der Reichweite eines Menschen befindet, desto tiefer ist der seelische Absturz dieses Menschen, sobald es aus dessen Reichweite herausgleitet.

Gesundheit, Lebenskraft und Lebenslänge bilden diesbezüglich keine Ausnahmen. Zweifellos ist Gesundheit ein herrliches Gut, und es wäre zu wünschen, dass sich mehr Gesunde (Angelika und Konsorten!) dessen bewusst sind. Dennoch ist sie nicht unser „oberstes“ Gut. Ein Leben, das 80 Jahre dauert, kann sinnarm und vom ethischen Standpunkt aus vertan sein, während ein anderes Leben von halb so viel Jahren vielleicht ein enormes Maß an Produktivität und Freude in die Welt zu bringen vermocht hat. Es ist daher ein Aspekt der *Vorsorge* – auch der *Krankheitsvorsorge* –, das Leben rechtzeitig mit Werten wie Freundschaften, Naturerlebnissen, Interessen und Liebhabereien anzureichern, um im Falle abbröckelnder Gesundheit und Kraft auf noch Bestehendes zurückgreifen zu können.

Die Erfahrung lehrt, dass es *nach* dem Verlust eines „vergötzten“ Wertes kaum mehr möglich ist, Aufwertungen von bis dahin untergeordneten Lebensinhalten vorzunehmen. Der Sturz, der aus einem ursprünglichen „Alles-oder-nichts-Prinzip“ heraus entstanden ist, führt denjenigen zu tief ins Nichts, der verlor, was ihm „alles“ war. Doch solange sich der Verlust erst in Vorboten ankündigt, ist noch Zeit zur geistig-seelischen Umorientierung; eine Chance, wie sie etwa länger anhaltende Krankheitsphasen gewähren.

Im Fazit: Je gelassener und flexibler ein Kranker sein Leben mit Krankheit und trotz Krankheit gestaltet, indem er sich, wo immer möglich, musisch betätigt, soziale Kontakte pflegt, sich weiterbildet und insgesamt „weltoffen“ bleibt, desto weniger wird er zur Beute der Verzweiflung werden, wenn seine Krankheit fortschreiten sollte. Analoges gilt für andere Situationen der Bedrängnis. Freilich ist damit kein Sichverzetteln gemeint, sondern durchaus eine Konzentration auf Wesentliches. Aber das Wesentliche tritt uns nun einmal in zahlreichen Facetten entgegen; es entstammt nicht einem irdischen Gut allein, und es geht auch nicht mit einem solchen unter.

2. ... sondern lächle, dass sie gewesen

Der Konfuzius zugesprochene Ausspruch: „Leuchtende Tage – weine nicht, dass sie vorüber, sondern lächle, dass sie gewesen“ offenbart eine profunde Weisheit. Die Einsicht nämlich, dass aus der Vergangenheit nichts herausgenommen und schon gar nicht das „Leuchtende“ in ihr rückwirkend getrübt werden kann. Oder wer wollte die Elternliebe, die er als Kind empfangen hat, ungeschehen machen? Wer wollte eine aufreibende Arbeit, die ihm gelungen ist, postwendend in eine misslungene verwandeln? Wer könnte einer Ehe, die 30 Jahre lang gehalten hat, auch nur einen Tag davon stehlen? Wer oder was könnte zunichte machen den Sinn, der in einem Menschenleben erfüllt worden ist?

Da alles Vergangene wahr bleibt, man könnte sogar sagen: *ewig wahr* bleibt, ruht auch das Beglückende und Geglückte aus der eigenen Lebensvergangenheit in der ewigen Wahrheit und ist dort vor jedem diebischen Zugriff geschützt – ein Grund, zu lächeln! Ein Grund, ihm nachzuweinen? Eher ein Grund, sich zu freuen, dass es überhaupt stattgefunden hat!

Diesen Gedanken zu Ende gedacht, erkennen wir, dass die Klage und die Zufriedenheit merkwürdige Antipoden sind, je nachdem, wie wir ein und dasselbe „Ding“ betrachten. Jemand, der mit 16 Jahren weinend am Grab seiner zärtlich sorgenden Mutter gestanden ist, kann zeitlebens mit dem Schicksal hadern, dass es ihm die Mutter zu früh geraubt hat. Er kann aber auch zeitlebens dem Schicksal dankbar sein, dass er in den entscheidenden Kindheitsjahren eine zärtlich sorgende Mutter gehabt hat. *Wahr ist beides,* die Wahl ist seine. Entsprechendes gilt für einen Menschen, der mit 50 Jahren unheilbar erkrankt. Auch er kann verbittert aufbegehren gegen die radikale Einschränkung seiner Lebenserwartung – oder zufrieden zurückschauen auf ein halbes Jahrhundert, in dem er vor ernsten Gefahren behütet gewesen ist. *Wahr ist beides,* und die Wahl ist wiederum seine.

Frankl hat eine therapeutische Methode zur Überwindung von Angststörungen entwickelt (die „Paradoxe Intention“), bei der die übermäßige Furcht eines Patienten durch eine humorvolle Mobilisierung gegenläufig-irrationaler Wünsche beim Patienten kuriert wird. Sie funktioniert, weil sich die Gefühle von Wunsch und Furcht gegenseitig hemmen. Beispielsweise ist es kaum möglich, sich extrem vor Mäusen zu fürchten und sich gleichzeitig sehnlichst ein Mäuschen zu wünschen. Die eine Gefühlsregung neutralisiert die andere.

In gewisser Parallelität dazu ist ein therapeutischer Ansatz denkbar, der das Klagen und Hadern leidgeprüfter Menschen, das ihre Seelen zusätzlich bedrückt, aufhebbar macht in der Erhellung, wie viele Gaben ihnen das Schicksal beschert hat; eine Erhellung, die ihre Seelen entlastet. Schließlich kann man sich nicht ärgerlich beschweren und gleichzeitig die erhaltenen Gaben würdigen.

Ein Beispiel

Eine meiner Schülerinnen arbeitete in einem Alten- und Pflegeheim. Dort lernte sie einen 70-jährigen beinamputierten Witwer kennen, der den ganzen Tag mit verschlossenem Gesicht in einer Zimmerecke in seinem Rollstuhl hockte und schwieg. Mühsam gelang es ihr, sein Vertrauen zu erringen und ihn zum Sprechen zu bringen. In Etappen lud er seinen massiven Kummer bei ihr ab. Er sei ein starker Raucher gewesen und habe sich vor eineinhalb Jahren an einem eisigen Wintertag beim Radfahren ein (Raucher-)Bein abgefroren. Nach dem unseligen Versuch, es an der Heizung seines Wohnzimmers „aufzutauen“, habe es ihm im Krankenhaus abgenommen werden müssen. Einbeinig in sein Haus zurückgekehrt, habe er sich nicht mehr zurechtgefunden, habe begonnen, exzessiv Alkohol zu konsumieren, habe sich nicht mehr gepflegt und sei mitsamt seinem Haus verkommen. Sein Bruder sei angereist und habe ihn mit einem unfairen Trick – einen gemeinsamen Ausflug ins Grüne vorgebend – in eine psychiatrische Anstalt eingeliefert. Dort habe man ihn zum Entzug gezwungen und danach in das Altenheim umgesiedelt. Er hasse alle: seinen gemeinen Bruder, der später noch hinterrücks sein Haus verkauft habe, die Ärzte, die ihm seinen einzigen Trost verboten haben, und die Pfleger im Heim, die ihn wie eine Holzpuppe waschen und anziehen, aber sonst kaum beachten würden. Er hasse alle ...

In langen geduldigen Gesprächen offerierte meine Schülerin dem Witwer eine korrigierte Lebensinterpretation. Dafür sammelte sie zunächst „Gewesenes, über das er lächeln konnte". Seine (kinderlose) Ehe war friedlich und partnerschaftlich verlaufen. Seine Frau hatte fleißig gearbeitet, wodurch sich die beiden ein Häuschen hatten ersparen können. Nach dem Tod seiner Frau war ihm eine abwechslungsreiche Zeit geschenkt worden, in der er öfters mit einem geliehenen Wohnwagen „herumvagabundiert" war, was ihm immenses Vergnügen bereitet hatte. Gewiss, diese Phase war durch die Amputation abrupt beendet worden. Doch um der Wahrheit willen musste jetzt genau hingeschaut werden: Was war geschehen? Sein Pech hatte er sich größtenteils selber eingebrockt, mit Rauchen, Auftauversuch und Sich-gehen-Lassen. Aber stets hatte es Menschen gegeben, die ihn in seinem Pech aufgefangen haben. Der Bruder hatte ihm – wenn auch per Trick – das Leben gerettet (!), als er zu verkommen drohte. Die Ärzte hatten ihm den Verstand gerettet (!), als er am Alkohol zu verblöden drohte. Die Pfleger würden bis heute seine Menschlichkeit retten (!), indem sie ihn sauber und adrett hielten. Das Geld aus dem Verkauf seines Hauses würde ihm bis zu seinem Tod einen angenehmen Lebensabend garantieren – mit einem Dach über dem Kopf, warmen Mahlzeiten, Elektrorollstuhl, ärztlicher Versorgung etc. Wenn er diese generösen Geschenke des Lebens nicht nutze, sondern in innerer Verbissenheit schweige und vor sich hinhasse, sei dies seine Entscheidung ...

Das langfristige Ergebnis dieser logotherapeutischen Gespräche war, dass der Witwer der Ecke in seinem Zimmer den Rücken kehrte, an regelmäßiger Krankengymnastik teilnahm, geistig und körperlich beweglicher wurde und alsbald begann, munter im Altenheim „herumzuvagabundieren", da und dort Mitbewohner über die neuesten Nachrichten informierend oder Fernsehfilme mit ihnen diskutierend. Jedenfalls bekam er die Beachtung, nach der er sich gesehnt hatte, und sein verblüffter Bruder bekam einen Versöhnungskuss, als er ihn wieder einmal – das Schlimmste befürchtend – im Heim besuchte.

In der Praxis hat sich das Gleichnis vom „Gabentisch" bewährt, der, wie der gedeckte Tisch unter dem Weihnachtsbaum, eingepackte Geschenke für jeden bereithält, für Groß und Klein. Da liegt für den einen eine 16 Jahre dauernde mütterliche Fürsorge darauf, und für den anderen ein halbes Jahrhundert stabile Gesundheit. Für einen Dritten ist vielleicht ein Sprachen- oder Basteltalent unter den Päckchen, und dem Vierten winkt eine treue Lebensgefährtin zu. Der Fünfte ist im sozialen Netz einer hochstehenden Zivilisation geborgen usw. Allerdings gibt es auch Geschenke, die *nicht* auf unserem Gabentisch liegen, oder nicht in gewünschtem Umfang. Sie mögen auf fremden Tischen sichtbar sein, bloß auf dem eigenen suchen wir sie vergeblich. Es ist dann *an uns*, wie wir das „Fest der Menschwerdung" (um nochmals auf das Weihnachtsthema anzuspielen) feiern: mit Tränen in den Augen oder mit einem Lächeln auf den Lippen; mit dem irrigen Anspruch auf bestellbare und einklagbare Gaben, die nicht vorhanden sind, oder mit dankbarer Zufriedenheit, dass unser Tisch nicht leer ist ...

3. Beugen vor dem Geheimnis

Das nachstehende Zitat von Frankl schließt an den vorherigen Gedankengang an, flicht aber eine zusätzliche Komponente hinein:

> *„Wenn ich einem Hund etwas zeige, mit dem Finger auf etwas weise, dann blickt er nicht in die Richtung, in die der Finger zeigt, sondern auf den Finger selbst; wenn er böse ist, schnappt er nach dem Finger. Mit einem Wort: die Zeichenfunktion des Zeigens ist ihm unbekannt, ist in seiner Welt unverständlich.*
>
> *Und der Mensch? Aus seiner Welt heraus ist er ebenso außerstande, die Zeichen zu deuten, die aus der Überwelt heraus geschehen mögen – den Sinn zu verstehen, auf den etwa das Leiden verweisen mag – den Fingerzeig zu erfassen, den es ihm gibt: auch er schnappt nach dem Finger – er hadert mit dem Schicksal."*[11]

Die zusätzliche Komponente im Zitat betrifft das Unvermögen des Menschen, den Sinn einer Tragödie zu verstehen. Kein Mensch versteht, warum er körperliche oder seelische Schmerzen durchleiden muss, ja, warum es überhaupt Hunger, Not, Krieg, Katastrophen, Seuchen und Tod in der Welt gibt. Hätte der Schöpfungsentwurf nicht barmherziger ausfallen können? Eine provokante, wenngleich logische Frage, auf die uns keine

Antwort zuteilwird. Wen verwundert es, dass in dieses Erklärungsvakuum höchst zweifelhafte und kritische Sinndeutungen hineinwuchern, wie etwa strafende Gottesbilder? Der Mensch versteht den Sinn des Leidens nicht und – Ende der Auskunft!

Eine gänzlich andere Frage ist es, ob dem Leiden *wirklich kein Sinn eignet*. Denn aus der Tatsache, dass wir keinen Sinn darin sehen, lässt sich noch lange nicht die Schlussfolgerung ableiten, dass kein solcher existiert. Mag es doch Milliarden Planeten und Milchstraßen im Universum geben, die wir ebenfalls nicht sehen können, nicht einmal mit Hilfe unserer stärksten Teleskope, und die dennoch existent sind. Das Vorhandene auf das Wahrgenommene zu beschränken, wäre (auch von der Logik her) eine unzulässige Reduktion. Es kann deshalb selbst in unabänderlichem tragischem Schicksal ein höherer Sinn stecken, von dem wir nichts ahnen, weil er über menschliches Fassungsvermögen hinausgeht: ein unvorstellbarer Über-Sinn.

Zweierlei spricht dafür. Zum einen ist, wie wir es bisher überblicken können, nichts in der Natur sinnlos. Bei jedem kleinsten Detail, bei jedem Stängel, jedem Salzkörnchen und jedem Schneckenhaus hat sie sich etwas „gedacht", und ausgerechnet bei der Konzeption ihrer genialsten Wunder bis hin zum „geistigen Leben" sollte ihr ein Lapsus unterlaufen sein?

Zum anderen reicht der Begreifenshorizont jenes „geistigen Lebens" so weit, dass die *Begreifensgrenzen* noch mit eingeschlossen sind. Der Mensch kennt – im Unterschied zum Tier – seine Begrenztheit, womit er genau genommen auch ein Jenseits seiner Grenzen anerkennt, das Frankl im obigen Zitat die „Überwelt" genannt hat: *„Aus seiner Welt heraus ist er (der*

Mensch) außerstande, die Zeichen zu deuten, die aus der Überwelt heraus geschehen mögen ...“

Was bedeutet dies konkret für einen Trauernden, einen Kranken, einen Todgeweihten? Dass es offenbar gilt, auf die provokante Warum-Frage zu verzichten und sich vor dem Geheimnis zu beugen[12]. Zu beugen im Vertrauen darauf, dass da ein Geheimnis *ist*, ein geheimer Sinn jenseits unseres Begreifens, der alles Durchlittene irgendwie „recht“fertigt, ins rechte Lot bringt, und wenn es noch so unannehmbar scheint. Zu vertrauen darauf, dass der „Finger“ mehr ist als ein „Finger“, nämlich ein „Fingerzeig“. Oder wie Michelangelo Buonarotti es ausgedrückt hat: „Gott hat uns nicht geschaffen, um uns zu verlassen.“

4. Die letzte Aufgabe: ein Meisterwerk

Wir sind davon ausgegangen, dass sich fast jedes Leiden noch gestalten lässt. Und wenn wir schon darauf verzichten müssen, den Schleier, der über dem geheimen Sinn der Nachtseiten des Lebens ausgebreitet ist, zu lüften, so ist uns doch erlaubt, die Gestaltung dieser Nachtseiten selber auf tapfere Weise vorzunehmen. Es steht uns frei, Sinn *hinein*zulegen in etwas, aus dem wir desgleichen nicht *heraus*lesen können.

Ein authentischer Bericht soll diese Möglichkeit aufzeigen, die es uns erlaubt, wenn es sein muss, noch eine letzte Aufgabe zu erwählen und meisterhaft zu vollenden, also bis zuletzt Sinn im Leben zu erfüllen. Es ist eine Möglichkeit und nicht mehr – aber eine, die den Abschied leichter macht und dasjenige, von dem wir uns verabschieden, in ein Licht taucht, das unauslöschlich ist.

Im Zuge einer Weiterbildung für Mitarbeiter in therapeutischen Wohngemeinschaften habe ich ein Hospiz für AIDS-Kranke in Sizilien besucht. Das fand zu einem Zeitpunkt statt, als man noch fieberhaft nach Medikamenten für diese Krankheit geforscht hat.

Die Bewohner des Hospizes waren vorwiegend junge Männer, die als Halbwüchsige von der Mafia oder auf anderen Wegen zur Drogensucht verführt worden waren und sich irgendwann dabei infiziert hatten. Durch ihre Drogen„karriere“ bedingt, waren ihre familiären und freundschaftlichen Beziehungen längst abgerissen; viele von ihnen hatten zudem kriminelle Delikte begangen und hatten in Gefängnissen eingesessen. Mit fortschreitender Krankheit hatten die Ärzte nichts mehr für sie tun können, und da die Kranken keinerlei Zuhause hatten, waren sie für die Endphase ins Hospiz verlegt worden.

Wer Erfahrungen mit AIDS-Patienten hat, weiß, dass ihre Endphase außerordentlich schmerzlich und (wegen permanenter Durchfälle) entwürdigend ist. Die jungen Männer besaßen noch hübsche Gesichter, aber völlig ausgezehrte Leiber und wurden oft von Krämpfen geschüttelt. Das Entsetzlichste aber war ihre Hoffnungslosigkeit und Resignation, das passive Wartenmüssen auf den Tod, gegen den sie mit jeder Faser ihres Herzens rebellierten.

In dieser Situation starteten die Mitarbeiter des Hospizes, die logotherapeutisch ausgebildet waren, einen Modellversuch. Sie richteten unter der Leitung eines ortsansässigen russischen Künstlers eine gesponserte Ikonen-Malwerkstätte ein. Jeder

Kranke durfte die Größe der von ihm zu bemalenden Holzplatte bestimmen, je nachdem, wie viel Kraft er sich noch zutraute. Auch das Mal-Motiv durfte er frei wählen; es brauchte kein religiöses zu sein. Neben Engeln und Marienköpfen wurden sogar Landschaftsbilder ausgesucht, Szenen aus den Dörfern, in denen die Männer aufgewachsen waren – als ihre Welt noch heil gewesen war.

Danach begann jeder, der wollte (und sie wollten alle!), *seine Ikone* zu malen. Er erhielt eine reguläre künstlerische Anleitung und bei Bedarf Stützen und Gestelle, um vom Bett aus malen zu können. Er lernte, die Farben sorgfältig zu mischen, hauchdünne Lackschichten aufzutragen, durch die die Maserungen des Holzes durchschimmerten, sowie Gold- und Silberauflagen einzustanzen. Trotz ihrer Schwäche malten die Kranken mit unglaublicher Hingabe und Selbstvergessenheit.

Jeder wurde überdies aufgefordert, seine Ikone einer Person zu widmen, die sie nach seinem Tode bekommen sollte. Zum Beispiel jemandem, den er einst geliebt hatte oder den er um Verzeihung zu bitten wünschte. Dabei ereignete sich manch Rührendes. Ein junger AIDS-Kranker widmete zum Beispiel die Ikone, an der er emsig arbeitete, seinem Vater, obwohl dieser Vater seit Jahren nichts mehr von seinem drogensüchtigen Sohn hatte wissen wollen. Andere widmeten ihre Ikone ihren Betreuern im Hospiz, bei denen sie sich für deren „letzte Hilfe" bedanken wollten; solche Ikonen erhielten posthum einen Ehrenplatz im Korridor des Hauses.

Was war nun das Ergebnis des geschilderten Modellversuches nach zwölf Monaten? Es war ein Dreifaches:

1. Seit Einführung des Ikonenmalens waren – gegenüber früher – nur rund die Hälfte an Schmerzmitteln im Hospiz benötigt worden. Ein Beweis, dass die Kranken zeitweise ihre Schmerzen „vergessen" hatten.
2. Seit Einführung des Ikonenmalens waren die furchtbaren Todeskämpfe und -schreie ausgeblieben, die vorher das Haus erschüttert hatten. Ein Beweis, dass die Kranken versöhnter hatten sterben können.
3. Das Beeindruckendste aber war, dass während der zwölf Monate des Modellversuches *nicht einer gestorben ist, bevor er seine Ikone fertiggestellt hatte.* Ein Beweis, zu welch triumphalem Sieg der Geist über einen siechen Körper noch fähig ist.

Als Konsequenz dieser Ergebnisse ist allen Schwerkranken zu raten, nicht, vom Todeshauch entmutigt, aufzuhören, kreativ zu leben, sondern umgekehrt: gerade wegen der Todesnähe damit zu beginnen, ihr eigenes „Meisterwerk" zu schaffen, worin es auch bestehen mag. *Sie werden die Zeit dafür haben.*

Auch dazu ist mir einst ein Symbolfoto zugetragen worden. Es stammte von Dieter Grosser (Institut für Holzforschung der Universität München) und zeigte den 30-fach vergrößerten Querschnitt durch eine Wurzel des Chinesischen Rotholzbaumes „Metasequoia glyptostroboides". Im Querschnitt war eine Sternform zu erkennen.

Genauso hat menschliches Leben seine Wurzeln. Nicht nur in den Schollen der Erde, aus der es geformt ist und in die es sterbend zurücksinkt. Es hat „Himmelswurzeln", die bis zu den Sternen und über sie hinausreichen, in die Ewigkeit hinein. Ein

Zeichen des „Himmels", das davon kündet, ist auch in die menschlichen „Erdwurzeln" eingraviert – nicht ganz so deutlich sichtbar wie beim Chinesischen Rotholzbaum, der unter dem Elektronenmikroskop sein Innerstes preisgibt, aber doch entzifferbar: mit der Lupe des Herzens und den Augen des Glaubens.

Wie man aus „Fallgruben" wieder herauskommt

Auf einem Vortrag zum Thema „Was sagt der Psychiater zur modernen Literatur?", den Frankl auf Einladung des Internationalen PEN-Clubs 1975 in London gehalten hat, fiel folgender Satz von ihm:

> *„Wenn der Schriftsteller nicht fähig ist, den Leser gegen Verzweiflung zu immunisieren, dann soll er es doch wenigstens unterlassen, ihn mit Verzweiflung noch zu infizieren.*[13]

Wie sehr diese ernste Mahnung explizit für pseudowissenschaftliche und populärpsychologische Literatur gilt, braucht nicht betont zu werden. Man kann tatsächlich – auch ohne stärkeren Hang oder Anlass zur Depression – mit Denkfiguren infiziert werden, die, Fallgruben gleich, dazu verlocken, in Schwermut hineinzuplumpsen.

Fallgruben Nr. 1 und Nr. 2

Gerhard Pfohl vom Medizinischen Institut der Technischen Universität München hat in einem privaten Brief an mich dazu sarkastisch angemerkt, dass die Klinische Psychologie im Großen und Ganzen mit zwei ladenhüterischen Rezepten operiere: mit „Seelenstocherei dessen, was der Mensch naturgewollt zu seinem Segen längst vergessen hat", und mit „der Verführung von Patienten, Reue so zu verstehen, dass sie auf die Brust eines anderen (meist der Eltern) zu klopfen hätten".

Als Fachfrau durfte ich ihm versichern, dass die Klinische Psychologie dieses Stadium längst überwunden hat. Doch leider kursieren die beiden erwähnten Ladenhüter immer noch in der breit gestreuten Volksmeinung, was die „Verführten" unsensibel macht für ethisch vertretbare Konnotationen. Davor möchte ich anhand eines praktischen und eines theoretischen Beispiels warnen.

Das praktische Beispiel

Eine 30-jährige Frau ist traurig, weil sie keine positive Beziehung zu Männern hat, sich aber nach Familie und Mutterschaft sehnt. Sie erklärt die Brüche bei ihren bisherigen Männerbekanntschaften damit, dass ihr Vater eine sehr autoritäre Persönlichkeit gewesen sei. Er habe sie nie angehört, ihre Ideen ständig abgewürgt und ihr überall dreingeredet. Deswegen sei sie (unbewusst) gegen alle Männer misstrauisch geworden, fühle sich sofort von ihnen bevormundet und schmettere enge Kontakte mit ihnen ab. Kurzum, ihr Vater habe ihr durch seinen harten und kalten Erziehungsstil das Gelingen späterer Partnerschaften verdorben.

Pfohl würde dazu anmerken, dass wieder einmal an die falsche Brust geklopft wird; und er läge nicht ganz daneben. Das eingeschliffene Denk- und Verhaltensmuster dieser Frau stellt eine echte „Fallgrube“ dar, in die sie hineingepurzelt ist. Angenommen, sie schätzt ihren Vater richtig ein (was keineswegs sicher ist, weil das Gedächtnis in der Rückschau vieles unproportional verzerrt), liegt es dennoch an ihr, inwieweit sie sich hinreißen lässt, ihre Vatererlebnisse auf andere Personen zu übertragen – auf Personen, die an ihren Kindheitserlebnissen unschuldig sind! – oder nicht. Sobald sie einem neuen Bekannten, der wahrlich nichts dafür kann, wie sie erzogen worden ist, mit grundsätzlichem Misstrauen und unpassender Abwehr begegnet, wird sie ihn als potentiellen Freund verlieren. Damit verdirbt sie sich selbst jede aufkeimende Partnerschaft. Sie meint, sie sei jemand, der Unangenehmes empfangen hat. Aber sie fügt nicht hinzu, dass sie jemand ist, der Unangenehmes austeilt ...

Die einzige Leiter, über die man aus solchen „Fallgruben“ herausklettern kann, ist *die bewusste Übernahme der eigenen Verantwortung*. Der Mensch ist kein geistloser Apparat, der von unbewussten psychischen Kräften getrieben und geschoben wird. Zwar sind die genetischen und milieubedingten Vorprägungen der Seele gewaltig, doch bleiben stets beachtliche Restmöglichkeiten ausgespart, diese Gewalten fruchtbar umzulenken oder sich notfalls gegen sie zu stemmen. Und es dringt ein „Ruf“ an den Menschen heran, was jeweils unter Aktivierung seiner Restmöglichkeiten sein und werden soll. Auf die Frau im Beispiel bezogen: der „Ruf", dass es anständige Männer in ihrer Begegnungssphäre gibt, die ihr Vertrauen verdienen würden. Ein von ihr bewusst „vorgeschossenes" Vertrauen, bei dessen Realisierung sie vielleicht sogar ihr lang mitgeschlepptes chronisches Misstrauen endlich abstreifen könnte.

Von Laien wird häufig die Frage gestellt: „Wie kann der Mensch seine Schwächen überwinden, wenn er sie nicht kennt?" Bedauerlicherweise sitzen aber viele Leute in „Fallgruben", die ihre Schwächen ausgezeichnet kennen. Deshalb ist diese Frage mit der ungemein spannenderen Frage zu überhöhen: „Womit soll er sie denn überwinden, wenn er seine Stärken nicht kennt?" Und es ist auf das Fragenpaar zu erwidern: Seht, unsere Stärken stammen nicht (wie unsere Schwächen) aus vergangenen Prägungen, sondern wachsen uns im Angefordert- und Zu-etwas-gerufen-Sein zu.

Das theoretische Beispiel

Es gibt Menschen, die (fast) alles mit sich machen lassen. Sie sind schüchtern, begehren nicht auf, setzen sich nicht zur Wehr und nicht durch, weil sie sich selbst für minderwertig und unfähig halten. Sie ducken sich vor jedem, der resolut auftritt. Auf solche Menschen kann man leicht Druck ausüben. Unter Druck „spuren" sie auch meistens, was bedeutet, dass sie tun, was man von ihnen will, wenn man es nur mit dem entsprechenden Nachdruck verlangt.

Allerdings kommt es vor, dass sie mit zunehmendem Alter ihre Schüchternheit ablegen, weil ihnen der Druck seitens der Mitwelt unerträglich wird; dass sie also „aufmucken". Nicht selten fallen sie dann ins andere Extrem, brüllen zum Beispiel Kollegen an, setzen eigene Untergebene unter Druck und zeigen an ausgefallenen Überreaktionen, dass sie nie mehr bereit sind, sich zu ducken.

Dies sieht wie eine hoffnungsvolle Entwicklung aus, ist es aber nicht. Auch der „umgedrehte Spieß" ist ein Spieß. Ob man schüchtern ist oder andere Personen einzuschüchtern versucht, macht im Prinzip keinen großen Unterschied; es werden lediglich die Rollen in einem unheilvollen Spiel vertauscht. Wahre Weiterentwicklung verläuft nicht vom „Sich-alles-gefallen-Lassen" zum „aggressiven Aufmucken", sondern vom „Sich-alles-gefallen-Lassen" zum „sinnorientierten Handeln", nämlich zum Handeln, ob es anderen gefällt oder nicht, aber dennoch unter Berücksichtigung der Folgen für andere, und unter Rücksichtnahme auf deren Wohlergehen.

Unzählige Vorkämpfer für das sogenannte Selbstbestimmungsrecht der Person (das natürlich existiert, wenngleich nicht unbegrenzt) entsteigen jenem Kontingent an ehemals Schüchternen, die sich nichts mehr bieten lassen wollen; die sich emanzipieren und Eigenes verwirklichen wollen, egal, was es kostet. Vielleicht haben sie sich jahrelang unnötig von irgendwelchen Tyrannen beherrschen lassen und stolpern nun ins Gegenteil. Sie werden selbst zu verkleideten Tyrannen und verbergen ihre Tyrannei geschickt unter den Parolen des Selbstbestimmungsrechtes. Dabei vergessen sie, dass es immer noch die Diktatur ist, in der sie verfangen sind. Unter der sie sich früher gebeugt haben, und unter deren Beuge sie jetzt andere pressen. Ein demokratisches Miteinander ist nicht erlernt worden. Aus der „Fallgrube" des Zwingens oder Sich-gezwungen-Fühlens sind sie noch nicht heraußen.

Gottfried Küenzlen, Theologe und Soziologe von der „Evangelischen Zentralstelle für Weltanschauungsfragen“, hat in einem seiner Bücher den exemplarischen Bericht einer jungen Frau namens Gilda Boysen abgedruckt, die psychotherapeutisch auf Selbstbestimmung („Mehr Lust auf Frauen“) und Selbsterlösung („Mein Wille geschehe!“) getrimmt worden war. Sein bemerkenswerter Kommentar zu diesem Bericht schloss mit den Worten:

> *„Es gibt Tendenzen der Humanistischen Psychologie, die sich christlich nicht mehr rezipieren lassen. Wo die Philosophie des ‚Do your own thing‘ zur lebensbestimmenden Praxis wird, wo Mitmensch und Mitwelt nur noch Spiegel zur eigenen Selbsterkenntnis und -verwirklichung sind, da regiert ein anderer Geist als der des Evangeliums. Und nicht um die ‚Reinhaltung‘ der Kirche von den ‚bösen‘ Einflüssen von außen geht es. Es geht um die Überzeugung, dass das Freiwerden auch von seelischem Leid, von den Lasten auch der eigenen Lebensgeschichte versperrt wird, wo ein Mensch immer nur wieder auf sich selbst zurückgeworfen wird …*
>
> *Wie viel Hunger nach Leben begegnet uns in Gilda Boysens Reisebericht durch die Psychoszene! Wie viel Verstrickung und Verwirrung aber auch in das eigene Ich! Dies freilich trifft sicherlich nicht nur auf diese Szene zu, sondern auf den Hauptstrom unserer Kultur und letztlich doch auch auf uns alle. So gilt es für uns in Kirche und Gesellschaft, gerade in der heutigen geistigen und geistlichen Lage, den Glauben neu buchstabieren zu lernen, der weiß, dass der Mensch zu seinem gelingenden Leben der Gnade bedarf; es gilt unter den vielen Stimmen und Mächten der Zeit das Wort neu zu hören, das wir uns selbst nicht sagen können, das uns aber durch den geschenkt ist, der uns sagt: ‚Ich lebe und ihr sollt auch leben!‘“*[14]

Erst wenn wir „das Wort, das wir uns nicht selbst sagen können“ (den „Logos“, den Sinn) in unsere Handlungsweisen mit einbeziehen, erklimmen wir eine Ebene, auf der wir uns weder blindlings den Worten und Befehlen anderer Menschen unterwerfen noch vermeinen, unser eigenes Wort und unsere Willkür sei für uns und andere alleingültig.

Fallgrube Nr. 3

Im Mozartjahr gedachten viele Menschen des Wunderknaben Amadeus. Es heißt, dass ihm manchmal beim Essen im Restaurant eine neue Melodie eingefallen sei und er sie in Ermangelung sonstiger Utensilien mit einem vom Kellner geliehenen Bleistift auf seine Papierserviette gekritzelt habe. Die Story ist durchaus glaubwürdig, denn fantasievolle Einfälle kommen ohne Vorankündigung und ohne sich an passende Gelegenheiten zu halten. Im Gegenteil, wenn man ihrer bedarf, sind sie oft spurlos verschwunden.

Selbstverständlich gleichen nicht alle fantasievollen Einfälle einem künstlerischen Funkenregen. Manche fallen dem Betroffenen eher wie ein Ascheregen auf das Haupt und färben seinen Gedankenhorizont düster ein. Dazu zählen fantasievolle Einfälle, die aus einer basalen und geradezu „untröstlichen" Lebensangst geboren werden. Im psychotherapeutischen Gespräch hört man die verrücktesten Variationen davon; Ideen, wie sie kein Dichter reichhaltiger entwerfen könnte.

Zwangskranke Patienten etwa werden von Fantasien geplagt, sie könnten in einem Moment völligen Wahnsinns kleine Kinder mit einem Küchenmesser aufspießen, wartende Passanten vor einen einfahrenden Schnellzug stoßen oder im Betschemel der Kirche urinieren – dies alles mit der fatalen Folge, dass sie sämtliche Messer aus ihrer Wohnung entfernen und

Bahnhöfe wie Kirchen in weiten Bögen umrunden, um sich vor sich selbst zu schützen.

Angstkranke Patienten wiederum quälen sich mit Horrorvisionen anderer Art herum. Bei ihnen steht nicht die Angst vor einer zu begehenden Untat im Vordergrund, sondern die Angst vor einer zu erleidenden Demütigung. In ihren Fantasien sehen sie sämtliche Peinlichkeiten der Welt auf sich vereint voraus, vernehmen sie das Hohn- und Spottgelächter ihrer Umgebung, sobald sie versagen, und glauben sich schon halb im Grabe liegen, wenn sich ihre Kehle vor Schrecken zuschnürt. Auch hier ist die Folge ein Stück „ungelebtes Leben". Wer allen negativen Eventualitäten ausweichen will, begibt sich nirgends mehr hin, er stagniert.

Fantasie ist das alles, sozusagen „Kino im Hirn"; sowohl die brandneue Melodie, die noch niemals erklungen ist, als auch die Schreckenserwartung an die Zukunft, die noch gar nicht eingetreten ist. Das Reservoir, aus dem die Fantasie schöpft, ist Tiefe und Höhe des Menschen, Krankheit und Gesundheit, Trauma und Talent. Aber in jedem Fall ist sie eines: *Anspruch*. Der fantasievolle Einfall spricht das Ich des Menschen an. Jeder Einfall, der sich dem Ich präsentiert, spricht: „Nimmst du mich ernst? Nimmst du mich auf? Nimmst du mich zu dir?"

Das ist der Augenblick, da die Spreu vom Weizen geschieden werden muss, und wehe dem Unglücklichen, der diesen Augenblick verpasst. Was wäre aus Mozart geworden, wenn er das Angesprochensein durch seine genialen musikalischen Einfälle nicht ernst genommen hätte? Wenn er, den Anspruch seiner Fantasie an ihn überhörend, das eine oder andere Mal ruhig weitergegessen und sich mit seiner Serviette lediglich den Mund abgewischt hätte? Kunstwerke wären der Nachwelt verloren gegangen! Was aber würde aus Angst- und Zwangskranken werden, wenn sie das Angesprochensein durch ihre Horrorvisionen *nicht* ernst nehmen würden? Wenn sie innerlich darüberstehend, ja, darüber lächelnd, sich vorsagen würden: „Ha, die Gespenster sind wieder los! Na, dann spielen wir: Wer fürchtet sich vor'm bösen Mann?" Gesunde Menschen würden aus ihnen – nichts weniger. Ihre „Fallgruben" würden sich sprunghaft öffnen.

Worum es also geht, ist nicht so sehr der Inhalt unserer Fantasien, sondern das Wissen um jenes Angesprochensein durch eben diesen Inhalt. Ist es ein Inhalt, den wir bedenken sollen? Den wir konservieren sollen? Den es gilt, vor der Flüchtigkeit und Vergänglichkeit des zarten Gewebes aller Ideen zu retten, indem wir ihm einen Platz in der Realität zuordnen, vielleicht sogar einen Platz an unserer Seite? Oder ist es ein Inhalt, dessen Anspruch vermittelt, dass wir uns von ihm nicht blenden und nicht bluffen lassen dürfen, dass es ihn zu ironisieren oder zu ignorieren gilt, weil er null und nichtig ist, ein aufgeblähtes Angstgebilde und nicht mehr?

Die Fantasie des Menschen ist grenzenlos; Todesfantasien und Lebensfantasien wechseln in wilden Rhythmen. Wir sind von ihnen angefragt und angesprochen, und es ist *unsere Entscheidung*, ihnen das jeweilige Maß an Bedeutung zuzuordnen, das ihnen gebührt. Keine Weltuntergangsvision bringt ein Ich zum Verzagen, wenn es ihr standhält, – und keine Auferstehungsvision geht an einem Ich vorüber, wenn es ihr vertraut.

Fallgrube Nr. 4

Oft begründet ein Patient sein unausgewogenes Leben wie folgt: „Ich tue alles, um anderen Menschen zu gefallen und um ihre Anerkennung zu erringen. Wahrscheinlich kommt das daher, weil meine Eltern mich von jeher nur akzeptiert haben, wenn ich Leistung erbracht habe."

Mit dieser Aussage erweckt er spontanes Mitleid. „Armes Menschenkind", denkt man unwillkürlich. „Seine Eltern haben allerhand auf dem Gewissen!" Ob man damit richtig liegt, ist ungewiss. Patientenaussagen erzählen im Allgemeinen mehr über die Patienten als über ihre Mitmenschen; und die objektive historische Wahrheit verbleibt sowieso im Dunkeln. Zudem weiß man aus Erfahrung, dass Beschuldigungen aus der Sicht der Beschuldigten höchst konträr interpretiert werden.

Was hingegen aus der obigen Patientenaussage eindeutig ableitbar ist, ist eine personeneigene Abhängigkeit von Anerkennung und Akzeptanz. Eine Abhängigkeit von Kindheit an. Schon als Kind hat sich der Patient offenbar „mit Leib und Seele verkauft" für ein positives Feedback. Wäre er nicht so gierig danach gewesen, hätte er manche ihm (ungebührlich?) abverlangte Leistung eben verweigert und dabei riskiert, dass ihn die Eltern mit Liebesentzug strafen würden, vorausgesetzt, sie hätten es tatsächlich getan. Aber genau das wollte er nicht. So geriet er in das Dilemma, sich mittels Bravsein, Anpassung, Schulerfolgen usw. jene Zuwendung besorgen zu müssen, von der er abhängig war. Hunderte Kinder in ähnlicher Lage hätten da oder dort revoltiert und auf ihrem persönlichen Entwicklungstempo bestanden ... dieses eine tat es nicht.

Ich beabsichtige keinesfalls, Eltern von ihren Sünden reinzuwaschen. Lieblosigkeit und „bedingte Liebe" sind Kardinalfehler der Erziehung, die durch nichts zu rechtfertigen sind. Dennoch weiß ich aus unzähligen Diskussionen mit Heranwachsenden, dass der zu Erziehende das Ausmaß, in dem sich elterliche Kardinalfehler auf ihn auswirken, irgendwie mitsteuern kann. Deswegen gilt auch: Je abhängiger er sich macht, desto manipulierbarer wird er. Seine Schwäche nährt die Misslichkeit seines Erziehungsklimas, was an einem einfachen Beispiel demonstriert werden kann.

Ein hypothetisches Beispiel

Nehmen wir an, eine Person X sei abhängig von meinem Lob. Mein Lob sei wie eine Droge für sie. Das bedeutet, dass ich die Person X nach meinem Willen dirigieren kann. Will ich, dass sie mit ihrem Nachbarn in Feindschaft lebt, brauche ich sie nur konsequent zu loben, sobald sie sich ihrem Nachbarn gegenüber schlecht benimmt. Da die Person X auf mein Lob „angewiesen" ist, wird sie sich zunehmend mit ihrem Nachbarn verkrachen. Ich kann also beliebig Feindschaft stiften, aber nur, weil es eine Person gibt, die um meines Lobes willen bereit ist, ihren Nachbarn zu attackieren. Würde die Person X im Unterschied dazu auf mein Lob verzichten und ihren Nachbarn in Ruhe lassen, könnte ich keine Feindschaft stiften.

Das Beispiel beweist, dass mein Fehlverhalten – die Stiftung von Feindschaft – wirkungslos verpuffen würde, träfe es nicht auf die innere Schwäche der Person X.

In der psychotherapeutischen Praxis haben wir es häufiger mit einer solchen Person X als mit ihren (einstigen?) Manipulatoren zu tun. Wie ist ihr zu helfen? Unser Mitleid dient ihr am allerwenigsten. Auch würde unsere Deutung, dass sie wegen der alten Verklinkung von zu erbringender Leistung und elterlicher Akzeptanz kein Gespür mehr für ihre eigenen Wünsche und Bedürfnisse habe, sie zu keiner größeren seelischen Freiheit geleiten. Letztlich wird sich eine solche erst einstellen, sobald die innere Abhängigkeit abgelegt worden ist, das heißt, wenn sich die Person X nicht mehr zu sinnlosen Taten, absurden Strapazen und ungesunden Anpassungen verführen lässt, bloß um des Beifalls ihrer lieben Mitmenschen willen. Wenn sie sich nicht mehr der Gier nach positivem Feedback beugt, durch wen auch immer, sondern stattdessen tut, was vernünftig und richtig ist, akzeptabel vor sich selbst. Exakt dazu ist sie zu ermutigen.

Man sieht: *Wer Wurzeln des Übels ausreißen will, muss sie im eigenen Garten suchen.* Und wer Eltern hatte, die ihn einzig und allein für Leistungen belohnt haben, muss sich einmal entscheiden für einen von zwei Wegen: Entweder weiterhin im Joch fremder Wunschvorstellungen nach dem jeweils in Aussicht gestellten Lohn zu haschen, oder aber unbekümmert um irgendwelche Belohnungen freiwillig zu „leisten“, was seines ist. Paradoxerweise ist der zweite Weg der lohnenswertere, denn er ist der Weg zum Frieden mit sich selbst und dem Elternhaus. Wer sich als Kind nicht dafür entschieden hat, sollte es als Erwachsener tun.

Fallgrube Nr. 5

Der „Fallgrube Nr. 4" benachbart gibt es noch eine fünfte, die jedes Trauma zu einem wahren Drama zuspitzt. Aus ihr herauszusprinten ist besonders schwierig. Deshalb empfiehlt sich dringend, ihr von vornherein auszuweichen.

Unter dem Fachausdruck „Trauma" versteht man eine erhebliche seelische Verletzung. Ähnlich den organischen Verletzungen verheilen und vernarben Traumen normalerweise mit der Zeit. Verheilen sie nicht gut, gleichen sie dünnhäutigen Wunden, die bei Gelegenheit wieder schmerzen und bluten. In diesem Fall muss darum gerungen werden, das erlittene Geschehen *versöhnlich* in den eigenen Werdegang zu integrieren und „trotzdem Ja zum Leben zu sagen" (wie ein berühmter Buchtitel von Frankl lautet). Misslingt die Integration, kann sich ein Drama zusammenbrauen. Die traumatische Erfahrung nimmt dem Betroffenen ein Stück „Gegenwärtigsein" hinweg.

„Gegenwärtig" ist ein Mensch, wenn er ganz bei einer Sache oder einer Person weilt, und zwar mit voller geistiger Präsenz. Spricht er, ist er beim Inhalt seiner Rede; hört er zu, ist er bei seinem Gegenüber. Montiert er Autoreifen, ist er bei der Reifenmontage. Schwimmt er im See, ist er in seinem Bewegungsrhythmus, ruht er sich aus, herrscht Ruhe in ihm. Zumindest wäre dies die ideale Konstellation mit den bestmöglichen Ergebnissen jeder Unternehmung und jeder Unterlassung.

Viel umtriebiger, aber auch armseliger, leben Menschen, die innerlich nie ganz anwesend sind. Sie sprechen mit jemandem und schweifen gleichzeitig mit ihren Gedanken ab. Sie montieren Autoreifen und werden dabei von privaten Sorgen überrollt. Während sie schwimmen, sinnieren sie über vergangene oder zukünftige Ereignisse, und wenn sie sich ausruhen, verheddern sie sich in Grübeleien. Ständig büßen sie etwas von ihrer „Gegenwärtigkeit“ ein, das heißt, sie stehen sich und der Welt eigentlich nur partiell zur Verfügung. Ein innerer Teil von ihnen ist einfach „nicht da“ – mit der Folge, dass ihnen Fehler unterlaufen. Was halbherzig angepackt wird, wird auch nur halb erledigt.

Das Phänomen eingeschränkten „Gegenwärtigseins“ hat verschiedene Ursachen. Eine Hauptursache ist zweifellos die massive *Reizüberflutung und Medienberieselung* in unserer Moderne, die selbst vor den Kinderzimmern nicht Halt macht und generell Kräftezerstreuung statt Kräftesammlung fördert. Eine zweite Hauptursache aber bilden jene traumatischen Erfahrungen, die (noch) *nicht versöhnlich* in die persönliche Geschichte integriert worden sind. Wieso das? Nun, jede Verletzung hat die Tendenz, die Aufmerksamkeit des (verletzten) Lebewesens auf sich zu lenken. Das ist ein vernünftiger Prozess, denn es sollen ja Schritte zur Gesundung unternommen werden. Bei seelischen Verletzungen kann sich diese Tendenz jedoch zu einer vollkommenen Okkupation der Gedanken und Empfindungen eines Menschen auswachsen, was den Genesungsvorgang unterbindet.

Ein Beispiel

Einer Frau wird eines Tages von ihrem Freund kurzbündig eröffnet, dass er sich von ihr trennen und zu einer anderen Frau ziehen will. Sie ist geknickt, denn sie hängt sehr an ihm. Auch fühlt sie sich überrumpelt und wie „weggeworfen“. Der Abschied tut ihr bitter weh.

Wie mag es mit ihr weitergehen? Monatelang wird sie sich mit der zerbrochenen Beziehung beschäftigen, und dies ist durchaus in Ordnung. Eine „Verdrängung" nach dem Motto, die Freundschaft habe ihr ohnehin kaum etwas bedeutet, gliche einem krassen Selbstbetrug. Nein, sie wird ehrlich trauern, wohl auch Zorn und Enttäuschung spüren und sich hundertmal fragen, was schiefgelaufen ist. Eine präzise Antwort darauf wird ihr niemand geben können.

Die Frau wird sich, wie gesagt, mit ihrem Verlust beschäftigen. Dabei kann es ihr allerdings passieren, dass sie in die „Fallgrube Nr. 5" stolpert, die unter dem „Blätterdach" einer (reaktiven) Depression lauert. Einmal hineingestolpert, wird sie von morgens bis abends, vom Aufstehen und Zähneputzen angefangen über die täglichen Verrichtungen bis hin zum Essen des Abendbrotes über ihrem Schmerz „brüten". Wie in einem Schraubgewinde werden sich ihre Gedanken um den einstigen Freund drehen, um den untreuen Freund, um den angebeteten Freund, um den verdammten Freund, um ein tristes Leben ohne ihren Freund. Sie wird zunehmend an „Gegenwärtigsein" einbüßen und sich geistig entweder in der rosigen Erinnerung an die genossene Partnerschaft oder in der schwarz getönten Zukunft aufgezwungenen Single-Daseins befinden, aber jedenfalls *nicht* beim Zähneputzen, bei den täglichen Verrichtungen oder beim Abendbrot. Die Folge sind „tote Tage", halbe Sachen, routinemäßige Abläufe und erhöhte Risiken aller (auch gesundheitlicher) Art. Die Unachtsamkeit gegenüber dem Jetzt stellt schlechte Weichen für eine sowieso schwarz getönte Zukunft. In der Fachsprache würde man eine „Hyperreflexion des Problems" (Frankl) konstatieren, in der sich die Frau verfangen und eingesponnen hat.

Um derlei „Fallgruben“ zu entrinnen, bedarf es des Wagemutes zum Loslassen, was nicht heißen soll, dass Trauer weggedrückt werden soll. Doch hat alles seine Zeit. Die Stunden des Weinens um den Geliebten sind wichtig. Und genauso sind die Stunden des Nicht-Weinens es wert, in voller Präsenz durchlebt und gestaltet zu werden. Sonst gehen sie als zusätzlicher Verlust verloren.

Auch wenn es hart anmuten mag: Man soll keinem Trauma gestatten, mehr Aufmerksamkeit zu beanspruchen, als ihm zukommt, sonst raubt es Zeit – und Zeit ist eine nicht regenerierbare Ressource! Überdies heilt die Zeit Traumen, wenn die Traumen nicht vorher die Zeit geraubt haben, insbesondere die Gegenwart desjenigen, der eine traumatische Erfahrung gemacht hat. Solange er „gegenwärtig“ bleibt, hat selbst die schlimmste Vergangenheit über ihn noch nicht gesiegt.

Ich gehe die Straße entlang.
Da ist ein tiefes Loch im Gehsteig.
Ich falle hinein.
Ich bin verloren ... Ich bin ohne Hoffnung.
Es ist nicht meine Schuld.
Es dauert endlos, wieder herauszukommen.

Ich gehe dieselbe Straße entlang.
Da ist ein tiefes Loch im Gehsteig.
Ich tue so, als sähe ich es nicht.
Ich falle wieder hinein.
Ich kann nicht glauben,
schon wieder am gleichen Ort zu sein.

Aber es ist nicht meine Schuld.
Immer noch dauert es sehr lange,
herauszukommen.

Ich gehe dieselbe Straße entlang.
Da ist ein tiefes Loch im Gehsteig.
Ich sehe es.
Ich falle immer noch hinein ... aus Gewohnheit.
Meine Augen sind offen.
Ich weiß, wo ich bin.

Es ist meine eigene Schuld.
Ich komme sofort heraus.

Ich gehe dieselbe Straße entlang.
Da ist ein tiefes Loch im Gehsteig.
Ich gehe darum herum.
Ich gehe eine andere Straße.

Sogyal Rinpoche[15]

Zwei Geschichten als Lehrmeister

Paradiesisches Paradox

Unter den vielen Widersprüchlichkeiten in der menschlichen Seele ist eine von brillanter Art. Sie kommt zum Zuge, wenn ein Mensch seinem Schicksal „widerspricht", indem er auf ein elendes Schicksal paradoxerweise kreativ, tapfer und erhaben reagiert. Seine paradoxe Reaktion vermag sogar eine Tragödie noch in einen Triumph zu verwandeln. Diese seltsame, kostbare Widerspruchskraft im Menschen, die Frankl die „Trotzmacht des Geistes" genannt hat, soll anhand einer vermutlich authentischen Erzählung dargestellt werden, die wir dem Schweizer Schriftsteller Jean Giono verdanken. Sie ist der Beweis dafür, dass auch eine schwere Depression, die jemanden komplett aus der Bahn geworfen hat, „meisterhaft" bewältigt werden kann. Hier eine Kurzfassung der Erzählung.

Die Geschichte klingt wie ein Märchen und ist doch wahr. Ein älterer Mann, im Süden Frankreichs, wohl schon über die 50. Sein einziger Sohn ist gestorben, dann auch seine Frau. Wofür soll er noch leben? Er verlässt seinen Bauernhof unten in einer fruchtbaren Ebene und zieht sich in die Einsamkeit zurück. Dort lebt er mit seinen Schafen und einem Hund.

Die wasserlose Gegend der Cevennen am Südrand der Alpen gleicht einer Wüste. Das nächste Dorf ist mehr als eine Tagesreise entfernt. Vier oder fünf verlassene Dörfer mit zerfallenen Häusern gibt es in dieser trostlosen Gegend. Die letzten Bewohner sind Köhler mit ihren Familien, die Holzkohle brennen. Das Klima ist rau, die Menschen sind zerstritten; wer kann, zieht weg, einige werden geistesgestört oder enden im Selbstmord.

Der alte Mann in der Einsamkeit erkennt, dass diese Landschaft ganz absterben wird, wenn hier keine – Bäume wachsen! So beschließt er, Abhilfe zu schaffen.

Immer wieder besorgt er sich einen großen Sack mit Eicheln. Diese untersucht er sorgfältig und scheidet alle beschädigten aus. Er prüft sehr genau; die kleinen und die mit leichten Rissen scheidet er ebenfalls aus. Erst wenn er hundert gute und kräftige Eicheln vor sich hat, hört er auf. Bevor er damit weggeht, legt er sie in einen Eimer mit Wasser, damit sie sich richtig vollsaugen. Schließlich nimmt er noch eine Eisenstange mit und zieht los. Die Herde Schafe in einer von Gras bewachsenen Mulde bleibt so lange in der Obhut seines Hundes.

An einer geeigneten Stelle fängt er an, den Eisenstab in die Erde zu stoßen. So macht er ein Loch und legt eine Eichel hinein, dann macht er es wieder zu. Auf diese Weise pflanzt er Eichen. 100.000 Eicheln in drei Jahren. Er hofft, dass von denen, die getrieben haben, 10.000 übrig bleiben. Bäume in einer Gegend, wo es vorher nichts gegeben hat. Und er hofft, dass Gott ihm noch so lange das Leben schenkt, bis er so viele Eichen gepflanzt hat, dass diese 10.000 nur wie ein Tropfen im Meer sein werden.

Er weiß nicht, wem die Gegend gehört. Es stört ihn nicht; mit Ausdauer verfolgt er seine Idee. Die Veränderung, die geschieht, geht so langsam vor sich, dass niemand das Werk dieses Menschen bemerkt. Es bleibt einfach unbeachtet; eine Laune der Natur, denken die Jäger und Förster. Eine derart beharrliche Selbstlosigkeit kann sich wohl auch niemand vorstellen. Schließlich wird der Wald behördlich geschützt. An drei Stellen ist ein wunderbarer junger Wald entstanden, 11 km lang und 3 km breit.

Der alte Mann gibt seine Schafe ab, bis auf vier, betreut stattdessen hundert Bienenstöcke. Unbeirrt widmet er sich seinem Werk, den Krieg beachtet er nicht. Die friedliche und regelmäßige Arbeit in der frischen Höhenluft, seine Genügsamkeit und Einfachheit schenken dem Greis eine Heiterkeit des Herzens und eine stabile Gesundheit. Ohne technische Hilfsmittel, nur mit seiner Hände Arbeit, gelingt es diesem ungebildeten Bauern, ein Werk zu schaffen, das Gottes würdig ist.

Zwischen 1910 und 1945 pflanzt dieser einsame Schäfer Hunderttausende Eichen, später Buchen, Ahorn, Birken, Erlen und Ebereschen.

Als Elzéard Bouffier, so heißt der Greis, 1947 im Alter von 89 Jahren stirbt, hat er einen der schönsten Wälder Frankreichs geschaffen.

Aber es ist noch viel mehr geschehen. Unzählige Wurzeln halten den Regen fest, saugen das Wasser an. Die trockenen Bachbette sind wieder gefüllt. Es wachsen wieder Weiden, Wiesen und Blumen. Insekten und Vögel kehren zurück. Sogar die Luft verändert sich, sie führt mit sich den Duft der Blätter und Blumen und das leise Rauschen des Wassers.

Selbst in den Dörfern verändert sich alles. Ruinen werden weggeräumt, verfallene Mauern abgebrochen, neue Häuser gebaut. Junge Familien ziehen ein, Kinder spielen am Brunnen, Gemüse und Blumen wachsen in den Gärten. Alle haben wieder Lust am Leben. Die Menschen lachen wieder und haben Freude an den ländlichen Festen. An die 10.000 Menschen leben nun in den Dörfern und keiner davon weiß, wem das neue Glück zu verdanken ist, wer die ganze Atmosphäre geändert hat …

Nacherzählt von Alois Haslbauer[16]

Jeder, der diese Geschichte erfährt, wird beeindruckt sein. Aber wird er auch die Paradoxie erfassen, auf der sie beruht? Führen wir eine logotherapeutische Analyse des Sachverhaltes durch.

Ein Bauer befindet sich in einer bestimmten Ausgangssituation. Er ist 50 Jahre alt, also nicht mehr der Jüngste. Er ist ungebildet, hat vermutlich als Kind wenig Gelegenheit zum Schulbesuch gehabt. Und er ist ein vom Schicksal Geschlagener, denn sein einziger Sohn und seine Frau sind tot. (Die Erzählung investiert nicht viele Worte in diese Familientragödie – vielleicht, weil alle Worte zu wenig wären, ihr subjektives Ausmaß zu beschreiben.) Allein und ohne Hoferben kann und will der Bauer seinen Bauernhof nicht mehr bewirtschaften. Er scheint sich auch nicht nach menschlicher Gesellschaft zu sehnen; der Schmerz sitzt wohl zu tief. Also löst er sein Hab und Gut auf und verkriecht sich wie ein wundes Tier mit ein paar Schafen und seinem Hund in der Einöde der Berge.

Bis hierher weisen die Umstände auf eine sich anbahnende Katastrophe hin. Ein Mensch ist in vorgerücktem Alter gescheitert. Was er geliebt hat, hat er verloren; was er aufgebaut hat, hat er verlassen, was er erhofft hat, ist zunichtegeworden. „Wofür soll er noch leben?" Das Leben insgesamt steht für ihn in Frage. Würde er sich einen Strick besorgen und sich an einem Ast erhängen, würde man es ihm irgendwie nachempfinden können. Man würde sagen: „Ach, der arme Mann! Das Schicksal hat ihm böse mitgespielt. Es gab nichts mehr, worauf er sich hätte freuen können. Er sah keine Zukunft mehr ..." Die karge, dürre Landschaft, in die sich der Bauer flüchtet, spiegelt perfekt dessen seelische Stimmung wider: Trostlosigkeit.

Jetzt aber beginnt die Paradoxie. Und wie beginnt sie? Giono schrieb: „Der alte Mann ... *erkennt,* dass diese Landschaft ganz absterben wird ... So *beschließt* er, hier Abhilfe zu schaffen." Beginnt sie mit jener Erkenntnis? Nein, das tut sie nicht. Es ist klar, dass ein Bauer biologische Zusammenhänge in einer Landschaft erkennt; das ist sozusagen sein Metier, das Einzige, wovon er wirklich etwas versteht. Doch hätte die bloße Erkenntnis leicht zu dem naheliegenden Gedanken führen können: „Na, dann soll sie halt absterben! Was kümmert das mich? Was mir lieb und teuer war, ist auch gestorben! Und schließlich gehört das Land nicht mir!" Nein, die Paradoxie beginnt nicht mit einer Erkenntnis, sondern mit einem Beschluss. Der Mann beschließt, Abhilfe zu schaffen. *Schreckliches hat er vom*

Leben empfangen, und Segensreiches ist er bereit, ans Leben zurückzugeben – so einfach ist das, und so ungeheuerlich. Alles, was folgt, wächst auf dem Boden dieses Beschlusses.

Von da ab entwickelt sich statt einer Lebenstragödie ein Lebenstriumph. Das Werk des alternden, ungebildeten, technisch unausgerüsteten Bauern gedeiht. Zur Ursprungsparadoxie gesellen sich weitere. Ihm, dem es um nichts weniger als Lohn und Dank geht, wird zum Lohn und Dank eine „Heiterkeit des Herzens" und eine stabile Gesundheit geschenkt. Was könnte ein Mensch mehr bekommen? Er, der den Krieg nicht beachtet, darf seine Arbeit in Frieden zu Ende bringen. Er, der einst gefragt hat, wofür er überhaupt noch leben soll, darf die Antwort in blühend-duftender Anschaulichkeit erfahren. Ihm, dem es recht war, unbeachtet zu bleiben, wird rein zufällig ein schriftliches Denkmal gesetzt[17].

Was bedeutet das in Bezug auf die Ursprungsparadoxie? Vielleicht dies: Dass der Eingang zum Paradies exakt dort liegt, wo die Vertreibung aus dem Paradies stattgefunden hat – vorausgesetzt, dass ein Beschluss gefällt wird, der dieses Eingangs würdig ist.

Drei Fragen und eine Legende

Durch die obige Erzählung schimmern viele der bislang erörterten Facetten sinnvollen Lebens durch: heilbringende Gewohnheiten, die „weiße Blume im Drahtverhau", der „Stern in der Wurzel", das Vermeiden psychologischer „Fallgruben". Am faszinierendsten aber ist die in ihr erfolgte Bestätigung einer Grundannahme Frankls, wonach für jeden Menschen, und sei er mittellos, verbraucht, gehandicapt ... jederzeit eine passende und beglückende Aufgabe bereitliegt. Nämlich eine konkrete Möglichkeit, die Welt im Positiven zu verändern. Um diese jeweilige Aufgabe in ihrer Dringlichkeit, Exklusivität und selbstübersteigenden Ausrichtung zu charakterisieren, bezog sich Frankl manchmal auf ein altes Prophetenwort von Hillel: „Wenn nicht ich es tue – wer soll es tun? Wenn ich es nicht jetzt tue – wann soll ich es tun? Und wenn ich es nur für mich tue – was bin ich dann?"[18] Drei erschütternd aufwühlende Fragen!

Auf ähnliche Weise geleitete der russische Dichter Leo Tolstoi in seiner Legende „Drei Fragen" den zweifelnden und nach Sinn suchenden Menschen in der Figur eines Königs an jene stets wechselnde und dennoch stets vorhandene Lebensaufgabe heran. Dieser im Tolstoi-Text (bzw. im Hillel-Zitat) aufblitzenden Lebensfacette wollen wir uns zuletzt noch detailliert widmen.

> *Es war einmal ein König, der meinte, dass ihm nichts mehr misslingen könne, wenn er immer dreierlei wüsste: erstens die Zeit, wann jedes Geschäft vorzunehmen sei, zweitens, mit welchen Menschen er sich abgeben solle und welche er zu meiden habe, und drittens, als Hauptsache, welches von allen Geschäften das wichtigste sei. Er ließ in seinem Lande bekannt machen, dass er den reich beschenken wolle, der ihn dies lehren könnte.*

Die Fragen nach dem wichtigsten Geschäft („Wenn nicht ich es tue ...?"), nach der wichtigsten Zeit („Wenn ich es nicht jetzt tue ...?") und nach der wichtigsten Person („Wenn ich es nur für mich tue ...?") sind in der Tat elementare Fragen des Gelingens oder Misslingens menschlicher Existenz. Wie lauten die gängigen Meinungen, die man vielerorts hört?

Es kamen gelehrte Männer zum König und antworteten auf seine Fragen gar verschieden. Die erste Frage beantworteten die einen dahin, dass man die rechte Zeit für jedes Geschäft dann wisse, wenn man von vornherein einen Plan für alle Tage, Monate und Jahre festsetze und dies dann streng befolge.

Der „Macher" glaubt, alles planen zu können. Er will über das Schicksal verfügen.

Andere sagten, man könne unmöglich im Voraus bestimmen, was zu jeder Zeit getan werden müsse. Man solle einfach immer tun, was zu tun nötig scheine.

Und andere sagten, es gäbe Fälle, wo sofort entschieden werden müsse, ob die rechte Zeit zu einem Unternehmen da sei oder nicht. Dies aber könne man eigentlich nur dann wissen, wenn einem im Voraus bekannt sei, was geschehen werde. Was wieder nur in der Macht der Zauberer stände. Diese müsse man fragen.

Der „Fatalist" glaubt, nichts planen zu können. Nur Zauberer wüssten, was das Schicksal fügen werde. Zwischen dem „Macher" und dem „Fatalisten" rangiert der „Diplomat", der das Problem verschiebt: Man solle tun, was nötig scheint. Allein, der Schein kann trügen.

Ebenso verschieden lauteten die Antworten auf die zweite Frage. Die einen sagten, am nötigsten seien für den König die Minister und die übrigen Staatsmänner; die anderen sagten, die Priester seien ihm am nötigsten; noch andere nannten die Ärzte als die wichtigsten, und noch andere erklärten die Krieger für die allernötigsten.

Bei der Frage nach der wichtigsten Person zeigt sich die Gefahr einer unzulässigen Ummünzung des Nötigkeitsbegriffs. Nötig ist demnach, wer einem nützt und dient. Ob Politiker, Priester, Arzt oder Krieger – wichtig ist jede dieser Personen für die Erhaltung des eigenen Egos. Unausgesprochen heißt das: Andernfalls ist sie unwichtig.

Auf die dritte Frage, was der wichtigste Gegenstand sei, antworteten die einen, das Wichtigste in der Welt seien die Wissenschaften; andere behaupteten, das Wichtigste sei die Kriegskunst; noch anderen dünkte die Gottesverehrung das Wichtigste zu sein.

Eine analog oberflächliche Betrachtungsweise zielt auch auf die Gegenstände der Welt ab. Deren Bedeutung hängt dann davon ab, was sie dem – planenden oder nicht planenden – Ego einbringen. Wissen, Macht und Glaube etwa stärken das Selbstbewusstsein und sind somit dem Selbst dienliche und nötige Wichtigkeiten.

Da alle Antworten verschieden lauteten, ließ der König keine gelten und gab niemandem die Belohnung. Er beschloss, einen alten Einsiedler zu befragen, der weithin im Rufe großer Weisheit stand.

Der von Zweifeln geplagte und nach Sinn suchende Mensch kann sich mit oberflächlichen Betrachtungsweisen nicht auf Dauer zufriedengeben. Er tastet mit geistigen Fühlern nach „mehr". Es muss doch „mehr" am Leben sein als die Erhaltung und Stärkung seiner selbst! Dieses „Mehr" präsentiert sich in Tolstois Legende als Weisheit des Einsiedlers.

Der Einsiedler lebte in einem Wald, verließ diesen niemals und nahm nur einfache Leute bei sich auf. Darum kleidete sich der König in ein schlichtes Gewand, ließ sein Gefolge halten, bevor er die Klausnerhütte erreicht hatte, stieg vom Pferde und begab sich allein zu dem Alten. Als der König anlangte, war der fromme Mann gerade damit beschäftigt, die Beete vor seiner Hütte umzugraben. Sobald er den König bemerkte, begrüßte er ihn, fuhr aber in seiner Arbeit fort. Er war abgemagert und schwach, und während er den Spaten in den Boden stieß und kleine Schollen Erde heraushob, atmete er mühsam.

Die Weisheit kennt die Kraft des Vorbildes, die der Kraft des Belehrens überlegen ist. Deshalb steht die Begegnung mit dem Einsiedler zunächst für die kommentarlose Konfrontation mit dem Gelingen menschlicher Existenz. Sie vermittelt Folgendes:

Der Einsiedler lebt einsam ... aus eigenen Quellen heraus. Er hat andere Personen nicht nötig, auf dass sie ihm nützlich seien.

Der Einsiedler verlässt den Wald niemals ... er ist geborgen am Ort seines seelischen Friedens. Er jagt keiner irdischen Karriere nach.

Der Einsiedler empfängt nur einfache Leute ... er ist nicht geblendet von Ruhm und Glanz. Was für ihn zählt, hat inneren Wert.

Um zu ihm zu gelangen, muss man sich verkleiden, der Äußerlichkeiten (des Gefolges) entledigen. Um aber in Weisheit wieder von ihm wegzugelangen, muss aus Verkleidung Echtheit werden, und das ist ein mühsamer Prozess. Er wird eingeleitet durch das Tun: Der Einsiedler gräbt Beete um, er bereitet den Boden für die Fruchtbarkeit einer tiefen Sinnerkenntnis vor, die, einem Samen gleich, hineinfallen soll.

Der König trat an ihn heran und bat ihn um Beantwortung der drei Fragen.

Die Erkenntnis lässt – wie so oft – auf sich warten. Der „Sinn des Augenblicks“ (Frankl) wird nicht verstanden. Der König aus der Legende nimmt in seiner Egozentrik die Schwäche des Alten nicht wahr, weil er völlig auf sein eigenes Anliegen fixiert ist.

Der Einsiedler hörte den König an, gab ihm aber keine Antwort, sondern spuckte in die Hände und fuhr fort, den Boden umzugraben.

Die Weisheit greift, über das Vorbild hinausgehend, zu therapeutischen Maßnahmen, und die erste davon ist die Weckung von Hilfsbereitschaft in Selbstvergessenheit.

„Du bist erschöpft", sagte der König, „gib her, ich will dir helfen." „Ich danke dir", sagte der Einsiedler, reichte ihm den Spaten und setzte sich auf die Erde.

Der Einsiedler dankt für den Samen, der die Erde erreicht hat. Aber noch will der Same nicht recht keimen.

Nachdem der König zwei Beete umgegraben hatte, unterbrach er seine Arbeit und wiederholte seine Fragen. Der fromme Mann gab ihm keine Antwort, stand auf und streckte die Hand nach dem Spaten aus.

Der nach Eigenvorteilen Fragende muss zum Befragt-Seienden zurückgeführt werden, zu einem, der versteht, dass *ihn* das Leben fragt – ungeachtet aller Verlockungen durch die Bequemlichkeit. Er muss erkennen, dass er auf die Fragen des Lebens selbst zu antworten hat, in Verantwortung.

„Nun ruhe dich aus und lass mich graben!", sagte er. Aber der König gab ihm den Spaten nicht und grub weiter. Eine Stunde verging, dann noch eine. Die Sonne verschwand schon hinter den Bäumen, als der König den Spaten in den Boden stieß und sprach: „Ich bin zu dir gekommen, weiser Mann, um Antwort auf meine Fragen zu holen. Wenn du diese mir nicht beantworten kannst, so sage es mir, und ich will wieder nach Hause gehen."

Die Erkenntnis lässt weiterhin auf sich warten. Da greift die Weisheit zur zweiten therapeutischen Maßnahme, indem sie den Ruf, der von Stunde zu Stunde an uns ergeht, drastisch intensiviert.

„Sieh, es kommt jemand gelaufen", sagte der Einsiedler. „Wir wollen sehen, wer es ist."

Das, was auf uns zugelaufen kommt, ist das, was uns nötig hat!

Ein bärtiger Mann kam aus dem Walde gelaufen; er hielt sich den Leib mit den Händen, und das Blut strömte ihm unter den Fingern hervor. Vor den Füßen des Königs fiel er zu Boden, seine Augen schlossen sich, er regte sich nicht mehr und ließ nur ein leises Stöhnen hören.

Es ist das, was uns „zu-fällt" in der Erwartung, dass wir es wahrnehmen, annehmen und hineinnehmen in die Vollendung der Welt.

Mit Hilfe des Einsiedlers entkleidete der König den Mann, wusch seine Wunde, so gut er konnte, und verband sie mit seinem Taschentuch und mit dem Handtuch des frommen Mannes.

Mittlerweile geht der Same aus der ersten therapeutischen Maßnahme der Weisheit auf: Hilfsbereitschaft in Selbstvergessenheit wird wie selbstverständlich praktiziert, auch wenn der Einsiedler noch das Seine dazutut.

Endlich hörte die Wunde zu bluten auf. Der Verwundete kam zu sich und klagte über Durst. Der König holte frisches Wasser und gab ihm zu trinken.

Der Same wächst, und alsbald muss niemand mehr etwas dazutun: der „Sinn des Augenblicks" wird erfüllt.

Die Sonne war nun ganz untergegangen. Es war recht kalt. Der König und der Einsiedler trugen den Verwundeten in die Hütte und legten ihn auf das Bett. Der Verwundete lag still, mit geschlossenen Augen. Der König aber, ermüdet von dem weiten Weg und der Arbeit, kauerte auf der Schwelle nieder. Bald sank er in tiefen Schlummer und verschlief die ganze kurze Sommernacht. Als er frühmorgens erwachte, konnte er lange nicht begreifen, wo er sich befand und wer dieser seltsame, bärtige Mann war, der auf dem Bette lag und ihn so unverwandt mit seinen glänzenden Augen betrachtete.

Sinnerfüllung ist ein Ansporn zur Gesundung und Wandlung. Wie aus unbewussten Sphären dämmrigen Schlafs erwacht der Sinn suchende Mensch zu neuem Leben. Die oberflächliche Betrachtungsweise erlischt.

„Verzeihe mir", sagte der Verwundete nach einer Weile mit schwacher Stimme.

„Ich kenne dich nicht und habe dir nichts zu verzeihen", meinte der König.

Sinn und Widersinn breiten sich als einzig wesentliches Kriterium vor den staunenden Augen des Erwachten aus.

„Du kennst mich nicht, aber ich kenne dich. Du hast meinen Bruder hinrichten, meine Güter einziehen lassen. Ich bin dein Feind und hatte geschworen, mich an dir zu rächen. Ich wusste, dass du allein zum Einsiedler gegangen warst, und wollte dich auf dem Rückweg töten. Doch ein ganzer Tag verging und du kamst immer noch nicht. Da verließ ich mein Versteck, um zu erspähen, wo du seiest, und stieß dabei auf dein Gefolge. Sie haben mich erkannt und verwundet. Ich bin ihnen entkommen."

Ungeahnte Zusammenhänge offenbaren sich im Licht des neuen Kriteriums. Schuld, Hass, Leid, Gefahr gleiten wie in einem dunklen Fluss der Erinnerung und Läuterung am Erwachten vorbei.

„Ich wollte dich töten. Du aber hast mir das Leben gerettet. Jetzt will ich dir wie der treueste Sklave dienen. Und auch meine Söhne sollen es tun. Verzeihe mir!"

Im flackernden Widerschein erfüllten Sinns mündet alles ein ins Meer der Liebe.

Der König freute sich sehr, so den Feind zum Freunde gewonnen zu haben; er verzieh ihm nicht nur, sondern versprach ihm auch, seine Güter zurückzugeben. Auch werde er ihm seine Diener und seinen Arzt schicken.

Der Same der zweiten therapeutischen Maßnahme der Weisheit sprießt rasch empor: zur Hilfsbereitschaft in Selbstvergessenheit gesellen sich Freude, Güte und Gnade.

Dann trat er hinaus in den Garten. Seine Augen suchten den Einsiedler. Noch ein letztes Mal vor dem Abschied wollte er ihn um Beantwortung seiner Fragen bitten.

Die höchste Erkenntnisstufe ist noch nicht erklommen.

Der Fromme kniete draußen in seinen Beeten und steckte Samenkörner in den Boden.

Es bedarf einer dritten therapeutischen Maßnahme, um das Höchste an menschlich erfassbarer Weisheit zu enthüllen.

Der König näherte sich ihm und sprach: „Zum letzten Male bitte ich dich, weiser Mann, antworte mir auf meine Fragen."

Einzig wenn sich der Auftrag zur Sinnerfüllung im Bewusstsein mit abbildet, kann auch eine Annäherung an den menschlich nicht mehr fassbaren – nur noch glaubbaren – „Auftraggeber" erfolgen.

„Aber du hast ja schon eine Antwort erhalten", sprach der Einsiedler, während er, auf seinen mageren Beinen hockend, von unten her zu dem vor ihm stehenden König emporblickte.

Die Antwort, die wir *erhalten*, ist der Auftrag. Die Antwort, die wir *geben*, ist – sofern sie stimmig sein soll – unser Einverständnis.

„Höre – hättest du gestern mit mir schwachem Manne kein Mitleid gehabt, hättest du nicht für mich diese Beete umgegraben, sondern allein den Rückweg angetreten, so hätte dich dieser starke, dir feindlich gesinnte Mann angegriffen, und du müsstest bereuen, nicht bei mir geblieben zu sein."

Die dritte therapeutische Maßnahme der Weisheit erzählt die Geschichte dessen nach, der dem Auftrag gehorcht: Es ist die Geschichte seiner Rettung. Wer anderen hilft, hilft sich selbst.

> *„Folglich war es für dich gerade die richtige Zeit, die Beete umzugraben, und ich war für dich der wichtigste Mensch. Das wichtigste Geschäft war für dich, mir Gutes zu erweisen."*

Aber der dem Auftrag Gehorchende muss in Aktion treten, wenn es Zeit ist, und er muss diejenige Aktion setzen, die in dieser Situation für die daran beteiligten Menschen die Beste ist. Der allgemeine Wert des sinnvollen Dienstes an einer Sache oder Person konkretisiert sich im Hier und Jetzt.

> *„Und später, als jener gelaufen kam, war es gerade die richtige Zeit, ihn zu pflegen. Sonst wäre er gestorben, ohne sich mit dir auszusöhnen. Folglich war er der wichtigste Mensch, und das, was du ihm getan hast, das wichtigste Geschäft."*

Die Geschichte dessen, der dem Auftrag gehorcht, ist – siehe da! – nicht bloß die Geschichte seiner eigenen Rettung. In der Legende hat der König die Entfeindung seines Todfeindes mitgerettet. Er hat etwas (wieder)gutgemacht in der Welt, ob bei sich, ob beim anderen, er hat Heilung bewirkt.

> *„Merke dir also, dass es nur eine ganz allein wichtige Zeit gibt, die man wahrzunehmen hat: die Gegenwart. Sie ist deshalb am wichtigsten, weil wir eben nur im Augenblick über uns selbst verfügen."*

Menschliche Existenz ist zwar riskante und gefährdete Existenz, aber sie kann nicht total misslingen, solange uns bewusst bleibt, dass jeder Augenblick des Lebens „heilungsträchtig" ist. Und hätte ein Mensch noch so oft und viel gefehlt, er könnte sich durch einen Akt der Liebe retten – im Augenblick. In dem *einen*, über den er verfügt: dem gegenwärtigen.

„Der wichtigste Mensch aber ist der, mit dem uns gerade zurzeit das Schicksal zusammenführt, weil wir nie wissen können, ob wir noch mit einem anderen Menschen je zu tun haben werden. Und das wichtigste Geschäft ist: diesem Menschen Gutes zu erweisen. Denn einzig und allein zu diesem Zwecke ist der Mensch ins Leben gesandt worden."

Warten wir deswegen nicht darauf, dass uns Gutes erwiesen wird. Die funkelndste unter allen Facetten sinnvollen Lebens ist das Wissen, dass einer auf uns wartet: der, mit dem das Schicksal uns jeweils zusammenführt. *Die höchste Wahrheit ist, dass wir Gesandte sind, diesem einen zu erweisen, was wir für uns erhoffen.*

Die Autorin und ihr Werk

Elisabeth Lukas, geboren 1942 in Wien, ist Schülerin von Prof. Dr. Dr. Viktor E. Frankl. Als Klinische Psychologin und approbierte Psychotherapeutin spezialisierte sie sich auf die praktische Anwendung der Logotherapie, die sie methodisch weiterentwickelte. Nach 13-jähriger Tätigkeit in deutschen Erziehungs-, Familien- und Lebensberatungsstellen (neun Jahre davon in leitender Position) übernahm sie 1986 die fachliche Leitung des von ihr und ihrem Ehemann gegründeten „Süddeutschen Instituts für Logotherapie GmbH" – einem gemeinnützigen Wissenschaftszentrum mit psychotherapeutischer Ambulanz – in Fürstenfeldbruck bei München, die sie 17 Jahre lang innehatte. Nach ihrer Rückkehr in die österreichische Heimat arbeitete sie fünf Jahre lang weiterhin als Hochschuldozentin (zuletzt als Lehrbeauftragte der Donau-Universität Krems) und war danach noch jahrelang als Lehrtherapeutin und Supervisorin beim österreichischen Logotherapie-Ausbildungsinstitut ABILE tätig.

Vorträge und Vorlesungen auf Einladung von mehr als 50 Universitäten im In- und Ausland (darunter länger andauernde Lehraufträge an den Universitäten München, Innsbruck und Wien) sowie Publikationen in 20 Sprachen machten sie international bekannt. Ihr Werk ist mit der Ehrenmedaille der Santa Clara Universität in Kalifornien für „outstanding contributions in counseling psychology to the world community", mit dem Inspiritual Life Award (Network-Karriere) und mit dem großen Preis des Viktor-Frankl-Fonds der Stadt Wien ausgezeichnet worden. 2014 verlieh ihr die Universität Moskau eine Ehrenprofessur.

Von Elisabeth Lukas sind seit den 1980er-Jahren – inklusive der fremdsprachigen Übersetzungen – 167 Bücher erschienen. In der nachstehenden Liste sind ihre derzeit im Buchhandel oder online erhältlichen deutschsprachigen Bücher zusammengestellt (Stand 2021):

Alles fügt sich und erfüllt sich. Logotherapie in der späten Lebensphase (Profil, München, erw. Neuauflage 2009, Großdruckausgabe 2017)

Arbeit heute. Last oder Freude? Strategien sinnzentrierter Unternehmenskultur. Gemeinsam mit Koautor Paul Ostberg (Profil, München, 2021)

Auch dein Leben hat Sinn. Wege zur seelischen Gesundheit (Butzon & Bercker, Kevelaer, 2021)

Auf den Stufen des Lebens. Bewegende Geschichten der Sinnfindung (topos plus, Kevelaer, 2018. Als E-Book bei Satzweiss. com Print Web Software GmbH, Saarbrücken, 2011)

Aus Krisen gestärkt hervorgehen (topos plus, Kevelaer, 2013)

Binde deinen Karren an einen Stern. Was uns im Leben weiterbringt (Neue Stadt, München, 4. Auflage 2021, auch als E-Book)

Burnout adé! Engagiert und couragiert leben ohne Stress (Profil, München, 2012)

Das Schicksal waltet – der Mensch gestaltet. Philosophie für den Alltag (Plattform, Perchtoldsdorf bei Wien, 4. Auflage 2021, auch als E-Book)

Das Viktor Frankl Museum in Wien. Ein Kulturerbe mit Zukunftswert (Plattform, Perchtoldsdorf bei Wien, 2016)

Dein Leben ist deine Chance. Anregungen zu einer sinnvollen Lebensgestaltung (Neue Stadt, München, erw. Neuausgabe 2018, auch als E-Book)

Den ersten Schritt tun. Konflikte lösen – Frieden schaffen (topos plus, Kevelaer, 2019)

Der Freude auf der Spur. Sieben Schritte, um die Seele fit zu halten (Neue Stadt, München, Neuausgabe 2020, auch als E-Book)

Die Kunst der Wertschätzung. Kinder ins Leben begleiten (Neue Stadt, München, erw. Neuausgabe 2021, auch als E-Book)

Distanz zur Angst. Das Leben mutig bestehen (Butzon & Bercker, Kevealer, 2022)

Einmal rund um die Sonne. Begleitende Gedanken für das ganze Jahr (Neue Stadt, München, 2016, auch als E-Book)

Familienglück. Verstehen, annehmen, lieben (topos plus, Kevelaer, 2. Auflage 2015)

Frankl und Gott. Erkenntnisse und Bekenntnisse eines Psychiaters (Neue Stadt, München, 2. Auflage 2020, auch als E-Book)

Freiheit und Geborgenheit. Süchten entrinnen, Urvertrauen gewinnen (Profil, München, erw. 3. Auflage 2012)

Für dich. Heilende Geschichten der Liebe (Butzon & Bercker, Kevelaer, 2020)

Heute ist der erste Tag vom Rest deines Lebens. Schritte zu einer erfüllten Existenz (Butzon & Bercker, Kevelaer, Neuausgabe 2019)

In der Trauer lebt die Liebe weiter (Butzon & Bercker, Kevelaer, 4. Auflage 2021)

Inspirationen für die Seele. Das geistige Erbe Viktor E. Frankls (Profil, München, erw. 2. Auflage 2015)

Lebensstil und Wohlbefinden. Seelisch gesund bleiben – Anregungen aus der Logotherapie (Profil, München, erw. 3. Auflage 2010)

Lehrbuch der Logotherapie. Menschenbild und Methoden (Profil, München, erw. 4. Auflage 2014)

Logotherapie und Existenzanalyse heute. Eine Standortbestimmung. Gemeinsam mit Koautor Alexander Batthyány (Tyrolia, Innsbruck, 2020, auch als E-Book)

Pandemie und Psyche. Wege zur Stärkung der seelischen Immunität. Gemeinsam mit Koautor Reinhardt Wurzel (Neue Stadt, München, 2. Auflage 2020)

Persönliches und Besinnliches. Kleines logotherapeutisches Lesebuch (Profil, München, 2017)

Psychotherapie in Würde. Logotherapie konkret. Gemeinsam mit Koautorin Heidi Schönfeld (Elisabeth-Lukas-Archiv, Bamberg, 2020, auch als E-Book)

Quellen sinnvollen Lebens. Woraus wir Kraft schöpfen können (Neue Stadt, München, 2014, auch als E-Book)

Rendezvous mit dem Leben. Ermutigungen für die Zukunft (topos plus, Kevelaer, 2. Auflage 2016)

Sehnsucht nach Sinn. Logotherapeutische Antworten auf existentielle Fragen (Profil, München, erw. 4. Auflage 2018)

Sinnzentrierte Psychotherapie. Die Logotherapie von Viktor E. Frankl in Theorie und Praxis. Gemeinsam mit Koautorin Heidi Schönfeld (Profil, München, 2016)

Souveränität und Resilienz. Tragödien in einen Triumph verwandeln (Profil, München, 2020)

Spannendes Leben. In der Spannung zwischen Sein und Sollen – ein Logotherapiebuch (Profil, München, erw. 4. Auflage 2014)

Trotzdem Ja zum Altsein sagen. Die Lebensfreude bewahren. Gemeinsam mit Koautorin Elisabeth Gur (Plattform, Perchtoldsdorf bei Wien, 2020)

Verlust und Gewinn. Logotherapie bei Beziehungskrisen und Abschiedsschmerz (Profil, München, erw. 2. Auflage 2007)

Vom Sinn getragen. Ein Leben für die Logotherapie (Als Buch vergriffen, aber noch über www.elisabeth-lukas-archiv.de erhältlich.)

Von der Angst zum Seelenfrieden. Gemeinsam mit Koautor Reinhardt Wurzel (Neue Stadt, München, 2. Auflage 2019)

Was das Leben wertvoll macht. Impulse einer spirituellen Psychologie (Butzon & Bercker, Kevelaer, Neuausgabe 2020)

Was du mir bedeutest. Für einen lieben Menschen (Butzon & Bercker, Kevelaer, 2016)

Was wirklich zählt. Worte als Wegbegleiter (Neue Stadt, München, 2020)

Weisheit als Medizin. Logotherapie bei Tinnitus, chronischen und unheilbaren Krankheiten (Profil, München, erw. 4. Auflage 2020)

Wertfülle und Lebensfreude. Logotherapie bei Depressionen und Sinnkrisen (Profil, München, erw. 4. Auflage 2011)

Wie Leben gelingen kann. Sinn und Freude Tag für Tag. Gemeinsam mit Koautor Michael Ragg (Butzon & Bercker, Kevelaer, 3. Auflage 2020)

In Vorbereitung:

Antworten auf Lebensfragen. Eine Anthologie aus dem Gesamtwerk (Profil, München, 2021)

26 CDs und DVDs mit Vorträgen von Elisabeth Lukas sind beim AUDITORIUM NETZWERK, Verlag für audiovisuelle Medien, Hebelstraße 47, D-79379 Müllheim/Baden erhältlich.

Weitere Informationen über die Autorin und ihr Werk auf www.elisabeth-lukas-archiv.de

Anmerkungen

1 Stephen R. Covey, The 7 Habits of Highly Effective People, Simon & Schuster, New York, 1992
2 Leonard A. Sagan, Die Gesundheit der Nationen, Rowohlt, Hamburg, 1992
3 Reinhard Tausch, Vergeben als bedeutsamer seelischer Vorgang, in: Logotherapie und Existenzanalyse, Bremen, Heft 1/1992
4 Christoph Riedel, Gedanken – sie können Gebet sein, Auer, Donauwörth, 1975
5 Kristiane Allert-Wybranietz, Liebe Grüße. Neue Verschenktexte, Lucy Körner, Fellbach, 1983
6 Viktor E. Frankl, ... trotzdem Ja zum Leben sagen. Ein Psychologe erlebt das Konzentrationslager, dtv, München, 18. Aufl. 1999, S. 79
7 Viktor E. Frankl, ... trotzdem Ja zum Leben sagen. Ein Psychologe erlebt das Konzentrationslager, dtv, München, 18. Aufl. 1999, S. 143
8 Zenta Maurina, Welteinheit und die Aufgabe des Einzelnen, Maximilian Dietrich, Memmingen, 1978
9 Viktor E. Frankl, Ärztliche Seelsorge, Deuticke, Wien, 10. Aufl. 1982, S. 92
10 Viktor E. Frankl, Der leidende Mensch, Piper, München, 1990, S. 359/360
11 Viktor E. Frankl, Der leidende Mensch, Piper, München, 1990, S. 384
12 Viktor E. Frankl, Logotherapie und Existenzanalyse, PVU, Weinheim, 3. Aufl. 1998, S. 138
13 Viktor E. Frankl, Das Leiden am sinnlosen Leben, Herder, Freiburg/Br., Neuausgabe 1991, S. 112
14 Gottfried Küenzlen, Im Sog der Psychoszene, Fischer, Frankfurt, 1988
15 Sogyal Rinpoche, Das tibetische Buch vom Leben und vom Sterben. Ein Schlüssel zum tieferen Verständnis von Leben und Tod, Fischer, Frankfurt am Main, 2004
16 Jean Giono, Der Mann mit den Bäumen, Flamberg, Zürich, 1956, nacherzählt von P. Alois Haslbauer, auch enthalten in einer Kurzgeschichten-Sammlung von Willi Hoffsümmer (Quelle unbekannt)

17 Der Schriftsteller Jean Giono hat sich (nach eigenen Angaben) in den französischen Bergen verlaufen, in Elzéard Bouffiers Hütte übernachtet und dabei die Story gehört. Später hat er in einem Brief an seine Tochter behauptet, Elzéard Bouffier sei eine erfundene Persönlichkeit gewesen. Was stimmt, ist nicht nachprüfbar.
18 Hillel lebte um 360 in Jawne. Von ihm wurde u. a. der astronomisch errechnete und festgelegte jüdische Kalender eingeführt.